只用降壓藥, 找死!

缺氧型高血壓

Hypoxic Hypertension : The Root of High Blood Pressure

高血壓革命

陳志明 著

分子生物學博士

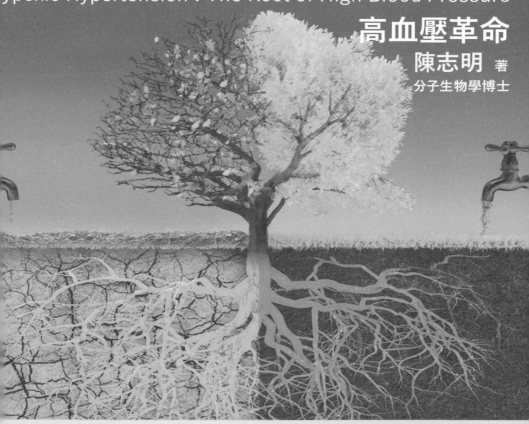

克服降血壓藥的治本方法

教會樞機主教 單國璽　　卡內基訓練大中華負責人 黑幼龍

基金會董事長 紀政　　國立中山大學榮休教授 余光中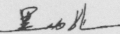

鄭 重 推 薦

§推薦序

本書的主旨是讓讀者「正本清源」，不要「捨本逐末」。
先將高血壓的病源醫好，病症自然就會清除。
本書作者不是極端的革命家。他知道「捨末逐本」
應該遵循漸進的過程：先「救急」，同時也實行
「正本清源」：加強心臟的功能，清除血液循
環系統之障礙的工作。
我認為這是值得推薦的一本傑作。

天主教會樞機主教　單國璽

本書的主旨是讓讀者「正本清源」，不要「捨本逐末」。先將高血壓
的病源醫好，病症自然就會清除。本書作者不是極端的革命家。他知
道「捨末逐本」應該遵循漸進的過程：先「救急」，同時也實行「正
本清源」：加強心臟的功能，清除血液循環系統之障礙的工作。我認
為這是值得推薦的一本傑作。

天主教會樞機主教　單國璽

§ 推薦序

　　藥療、食療、運動療最讚；藥補、食補、運動最補，是我演講常呼籲的兩句話。本書明確指出，加強心臟力量為高血壓治本的第一要務。要增強心臟力量又無副作用的兩大途徑，除特定之抗氧化植物萃取物外，就是透過漸進養成規律運動可以達成。規律運動有益身心，知易行難；只有走路最簡單，找藉口最困難。此書可讓高血壓患者找到治本之道，是值得推薦的好書。

財團法人希望基金會董事長　紀政

　　陳博士在此書中將高血壓及相關議題，以科學的方式分析得淋漓透徹，所有關心高血壓的人可從閱讀本書得到莫大的助益

冠群能源股份有限公司 執行董事 謝志鴻 博士

A sincere opinion written by a thoughtful and sincere man.

Carl Joseph Chen　Attorney

§自序：

『被醫藥奴隸的同胞們，革命吧！』

這是我第三本從事醫藥革命的專書，前一次是針對女人的特殊腫瘤，這次卻是對一半以上的中老年人都有的問題：高血壓進行革命！不過在此必須先聲明：我是一位從事醫藥研究的科學家，不是激進份子，更不喜歡和政治有所牽連。只不過當許多的事實不斷地被扭曲，並且造成廣大民眾傷害之時，我所能做的就只有用科學的方式進行革命！

　　當我在 35 歲時放下開業建築師的生涯，再轉換成生物醫學研究的這漫長十幾年中，始終有個問題一直困惑著我：為什麼我父親長年持續的使用降壓藥，最後仍然在六十幾歲時死於心肌梗塞！直到近幾年，當我進行了許多實驗並且深入追蹤研究

之後才豁然明白，原來依照現有降血壓的主流醫學，從觀念上、方法上、執行上、甚至政策制度上，都發生了嚴重的問題及偏差。如果再不徹底革命，不知道有多少人將因此不明不白的併發癌症、心衰心梗、肝腎衰竭而提早結束生命！

　　這最根本的原因就從東西方的文化差異開始！在二千多年前引領西方文化的希臘人，就早已根深柢固所謂的「二分法哲理」，也就是非黑即白、非好即壞的辯證心態，不論在國對國、人對人、事物對事物之間隨處都可見到這現象。這是科學能夠快速發展的基礎，但同時也是西方醫學的根本觀念。因此每當醫師看見病菌感染、毒瘤腫塊、發炎發燒、器官衰竭、頭痛腳痛等等現象，當然是直接的以「消去法」為最高宗旨。不但外科的各種「刀」是如此、內科的「診」是如此，最重要的幾乎所有的「藥」也是在這樣的觀念下被研發生產出來！

　　換句話說，為何會發生高血壓，以及是否像頭痛、發燒一樣，是身體某部份所發出的一個癥兆與否並不重要，只要想辦法直接讓血管擴張、水份抽掉，血壓降低就完成醫學任務了。因此現在世界上所有的降壓藥都是在這觀念下發展出來的。同樣地，在二分法的哲理之下，西醫的眼底，來找他的「人」不是健康就是疾病，沒有所謂的亞健康的無病呻吟狀態。因此依照學校所教的、政府所規定的，只要是血壓大於某一數字，不管你的血管如何無聲地哀號和反抗（彈），別哀了，只有降壓藥，終生不斷！

　　既然高血壓這「癥兆」被認定是一種「疾病」之後，降壓藥物就成了國內外使用量最大宗的藥物。四、五十年來在這樣專業制度的統治之下，除了造福了無數的醫、藥單位「生意」興隆之外，更直接造就了無數的使用者成了癌症、洗腎、心衰竭等等更「高檔消費」的病患（詳內文）。尤其是在

台灣，因為仿傚西方的二分法醫學哲理，強制施行全民健康保險制度，（其實應稱為全民醫療保險），將人民的「健康權」託付給醫師來執行。結果先撇開財政黑洞不說，光是高血壓就診人數在健保實施三年後就已飆高 57 倍之高，造成同期癌症就診數也飆高 84 倍，腎衰竭全世界第一名。各位如果想知道十五年（2011）後的「災情」，煩請翻翻內文吧！

　　科學的本質在探究事情的真理，這是我放棄有趣又蠻賺錢的建築師行業，而到國外從大一開始攻讀到博士的熱忱動力所在。我後半生的重要任務就是探求心臟血管疾病的根源防治研究，這是我的宿命，一個遊子如果能夠因父親的病逝而能尋根完成目標的話，他將不再是個遊子！只不過越是深入研究越發現原來造成高血壓真正的原因主要是在心臟。如果將高血壓當成是一種「癥兆」，那大都是身體發出訊息，告訴我們心臟出了毛病的一種反

應。當我和研究團隊將這樣的研究心得應用在動物或人體身上之後，證明了解決了現有降壓藥物的缺陷問題，再加上幾個月前重要的國際研究剛剛發表出來，解決了我多年的困惑之苦，我才敢大膽的起草這項「革命」！

新觀念的導入需要有新的科學研究資料作為支持，為了不讓讀者霧裡看花，全部的文章裡，除了有些研究比較平鋪直述之外，其餘各段落都儘量以故事化、擬人化等方式表達，並且每一段的論點我都置入科學文獻以為負責，並且在書後附上約 180 篇文獻可供醫界先進及讀者參考。另外就像我以往出版的書附了很多的插圖一樣，這次我更是畫了約 100 張的插圖在本書中，相信能讓讀者更容易瞭解高血壓及藥物的正反面貌！

在此由衷感謝天主教會單國璽樞機主教及希望基金會董事長紀政女士的推薦序文，以及卡內基

大中華地區負責人黑幼龍先生、國立中山大學榮休教授余光中先生的推薦，還有羅志民先生、謝志鴻博士、林文彬先生、江啟靖博士以及 Carl Joseph Chen 律師等人的支持推薦。另外在撰寫這本書期間中興大學曾志正教授、台北醫學大學謝明哲教授、台中中山醫學大學翁國昌教授、魏正宗教授、王世雄先生、謝日鑫先生、涂木林先生、黃阿雙女士等人的鼓勵或指導，還有要感謝陳淑潔小姐的校稿及許瑋庭小姐的插圖完稿。當然最後還得感謝我的家人支持和我一起共演的精彩人生，才是促成我寫這本書的初衷！

　　我想時間若轉回二年之前，誰也無法想像一個網路上專門交友的軟體程式：非死不可（FaceBook），竟然是造成北非茉莉花革命的主要推手。四、五個非洲及中東國家在專制統治了三、四十年頭之後，不到一年時間，一下子極權豁然而逝，如冰消瓦解崩盤。當人們發現以前被威權唬

弄、蒙蔽的那一套觀念，早早就該被淘汰丟棄之
時，把權者仍然還將人們當成三歲小孩般的無助、
無知看待，就是革命的時候！政府是如此、制度是
如此、我們的身體也是如此！

　　最後借用國父 孫中山先生的遺願：「革命尚
未成功，同志仍須努力」與讀者共勉！

陳志明　2012 年初春

§ 更名改版序

記得四年多前，當『只用降壓藥，找死！』這本書的標題刊在報章上呈現世人眼前之後，我的研究室電子信箱持續很長一段時間每天都接到不同類的詢問，我的網站流量也立刻因為爆量而變得像烏龜慢跑那樣的閱覽速度……，這裡面雖然也有質詢的、有責難的、有懷疑的，但絕大多數讀者都是鼓勵的、贊同的、找解答的、感慨的……甚至有主管機關找我去質詢問話之後，最後還鼓勵我多用這類科學的方法改進現有的無奈環境！特別感動的是，有位中醫師先進在讀後認為這本書的觀念值得分享給所有中醫師同業參考，於是自掏腰包向出版社買下 7300 本贈予全國所有開業的中醫師朋友！除了向所有的讀者說謝謝以外，我能做的還是更深入的研究回饋給所有人。

這些年來，我從事心血管、子宮內膜、偏頭痛、

高血壓、神經退化、到癌症腫瘤等等的所有相關研究，所有證據都顯示這些慢性疾病其實都源自於慢性缺氧這個『禍因』。由於許許多多的因子，使人體細胞的氧氣獲取打了折扣，也連帶使細胞從原本一個單位的食物可以產出 38 個能量，退化到十幾個甚至個位數，難怪我們會嗜吃、會肥胖、會疲倦、會憂鬱、會痠痛、會衰老……。細胞沒『錢』，器官組織也漸漸不正常，身體的病症就越來越多，這不很像是我們現在環境的寫照嗎？

因此我未來所有的努力將以解決人類慢性缺氧問題作為我的研究主軸，在 2016. 八月時將近年的研究結論出版了二本缺氧的專書，以後我所有的研究專論都將在這兩本書的架構下將更做更深入的探討。血壓的健康及醫療革命野火，我曾經在四年前已經點燃過一次，不論是管人者（政府）、執行者（醫師）、或者被執行者（病人）的『高血壓』思想都被觸動、同時也開始有了新的想法及做法，這是

我夢寐以求的事，也算是對得起我的老爸了。

　　這本書仍然是以『只用降壓藥，找死！』這書為延續，我已經將一些較為狹隘的解決方式刪除，同時放大更廣的解決方法呈現給有需要的讀者。當然這不是高血壓的結束，而只是要讓人活得更健康的開始而已！

　　　　　　　　陳志明　2016 于 紐西蘭 隆冬

§ 契子

2010 年初夏，一篇醫學統計研究文獻在國際上最權威的醫學期刊上公開之後[註1]，就像一架裝滿油的飛機撞上醫界的白色巨塔一樣，對整個醫藥界及生還患者產生莫大的影響！原來這篇研究發現中長期服用降血壓藥物竟然更容易致癌！

　　如果是其它的藥物也就罷了，但是眾所皆知，一旦開始透過醫師處方使用了降壓藥物來降低血壓之後，大概這輩子都甭想再脫離它的控制了，因為平均 2 至 3 天忘記使用時，血壓就急速飆回原點甚至更高。沒有一位高血壓患者會拿自己的命來開玩笑，於是現今整個人類世界使用量最大的藥物當然是以降血壓藥非它莫數，可是現今卻被發現出它致命的缺點──致癌、腎衰及心衰快死！

　　不用說，就像是所有動物遇到危害時立刻作

出反擊的本性一樣，緊跟著排山倒海一堆的高血壓相關研究都一面倒的強調降壓藥不會引發癌症[2,3,4]，當然還有許多醫生和教授對這些作者群極度的不滿，寫了一些評論文章踢館[5,6,7]！還好科學的本質仍然是探究事實的真相，於是隨後的一些研究在仔細的探討後陸續發現，長期服用降血壓藥物，不僅僅只是明顯的增加整體的致癌風險率而已，一些特別致命的癌症，例如：肺癌、前列腺癌、乳癌、腎臟癌等等尤其明顯而確立！同時心臟病患及糖尿病患的死亡率也明顯提高、而且腎臟衰竭發生機率更是高的可怕……。

第一章

革命前兆

救人？殺人？

台灣是世界上腎臟衰竭發生率及盛行率排名第一的國家，可是你或許不知道這種情況的發生，竟然和你我每月辛辛苦苦繳納給健保局的貢獻有絕對密切關聯，因為 ....

§ 革命前兆：救人？殺人？

我們都知道台灣是世界上腎臟衰竭發生率及盛行率排名第一的國家，可是你或許不知道這種情況的發生，竟然和你我每月辛辛苦苦繳納給健保局的貢獻有絕對密切關聯，因為：

● 在健保實施五年內，腎衰竭的發生率成長了二・六倍，盛行率成長達三・五倍之高，死亡率更是增加到二倍以上[註8]！。

● 在健保實施三年後（87年）高血壓就診數攀升了 57 倍，十五年後（99年），則是高達 94 倍之多[註9,10,11]！

● 在健保實施三年後（87年）癌症就診數攀升了 84 倍，十五年後（99年），更是高達 135 倍之離譜數據[註9,10,11]！

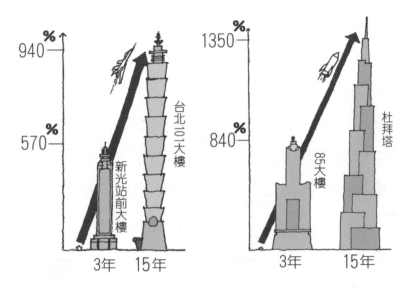

台灣高血壓就診成長率　　　台灣癌症就診成長率

　　可能讀者們會有很多種想法來解釋這些現況，可是先讓我們再看看下面的數字：

● 2010 年針對 93,500 多位高血壓病患進行研究，發現致癌機率明顯增加，尤其以肺癌發生率更高[註1]。

● 2011 年針對 324,000 多位合併使用高血壓藥病患進行研究，確認明顯提高致癌率[註12]。

● 2011 年針對 24,600 多位使用高血壓藥病患進行研究，確認明顯增加前列腺癌發生率[註 13]。

● 2002 年美國以 5,000 多位長期服用降壓藥病患進行研究，確認死亡率明顯增加 42%[註 14]！

● 2011 年美國以 2,700 多位服用降壓藥病患進行深入研究，確認死亡率明顯增加 49%[註 15]！

● 2011 年韓國以 3,200 多位服用降壓藥之心臟病患進行研究，確認死亡率明顯提高[註 16]！

● 2011 年瑞典以 800 多位服用降壓藥之老人進行研究，確認心血管疾病之死亡率明顯提高[註 17]！

● 2008 年以 25,000 多位服用降壓藥之病患進行研究，確認會明顯造成腎臟功能損傷[註 18]！

● 2006 年以 6,000 多位服用降壓藥之糖尿病患進行研究，發現會明顯發生達 5.25 倍的末期腎衰竭率[註 19]！

● 2007 年以 300 多位合併降壓藥及阿斯匹林之

病患進行短期研究，發現明顯的造成腎功能損壞[註20]！

● 2005 年澳洲以 300 多位合併降壓藥或消炎藥之病患進行研究，發現三個月內就已明顯造成並提高不可逆的腎衰竭率[註21]！

如果我們將這些驚人的研究結果，和前面台灣衛生署的離譜統計數字連結起來時，或許讀者已經發現有甚麼不對勁的地方，原來是：**降壓藥，不用錢！**

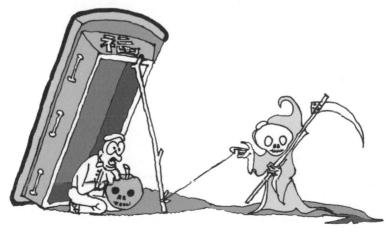

降壓藥，不用錢！

　　我想所有的讀者不禁要問，為什麼這些長期依賴並且使用了幾十年的降血壓藥物，竟然會是慢性的毒藥？難道高血壓真的就只能緩解治標而沒辦法從根本改善嗎？真的是無藥可解了，還是醫藥界的觀念出了什麼差錯嗎？不急，如果各位能從下一章起開始參加革命，連根拔掉那些偏差的觀念，那麼這些經年累月所使用的慢性毒藥或許可以被戒除！

第二章

原因革命

高血壓的根本原因：
血壓不足

想像你的血管就像一條長長的橡皮水管一樣，一端接著水
龍頭而另一端則是要澆花或滅火使用，當這端的水龍頭打
開到了最大極限，而遠方流出來的水卻是又少又慢之時，
大多數的人都會在接近出口處捏緊水管，讓管內的水壓增
加一點，水也才能射流到遠一些。

§ 原因革命：

高血壓的根本原因－血壓不足

各位沒有看錯標題，發生高血壓的最主要原因就是你的血壓不足！再更仔細的講，是流到你身體大部份器官中無數細胞門口的微血管壓力不足！這也是因為這些缺血的細胞們，集體哀號的心聲傳到了大腦中樞後，身體應變的連鎖反應。這個反應就是讓中小型的肢體動脈略為收縮一下，於是各位就能在手臂上用血壓計看到血壓高升的數值！

　　當然這是身體警訊，只可惜幾十年來，大家都誤會了它發出訊號的意義，替而代之的，只求能將這訊號消除掉，問題就不發生了。悲哀呀！這正是速食文化下的「新思考方式」。想當然爾，你就只能照三餐吃這些「慢性毒藥」來治療你的慢性病！

自殺還是自救？

全世界大約有 12.5 億個高血壓病患，約佔地球成年人口數的百分之 27%[註1]，當然囉，依咱們台灣人「輸人不輸陣」的個性，當然也要搶進世界排行榜之中，於是大約成年人口的 27-30%（約 420 萬人）進入到這高血壓的慢性俱樂部，更明顯的是超過 60 歲的老人，每兩位就有一位是高血壓患者[註2]。我們不禁要問為什麼會這麼樣的普遍？難道我們的身體上了年紀之後就開始自殘或自殺了嗎？

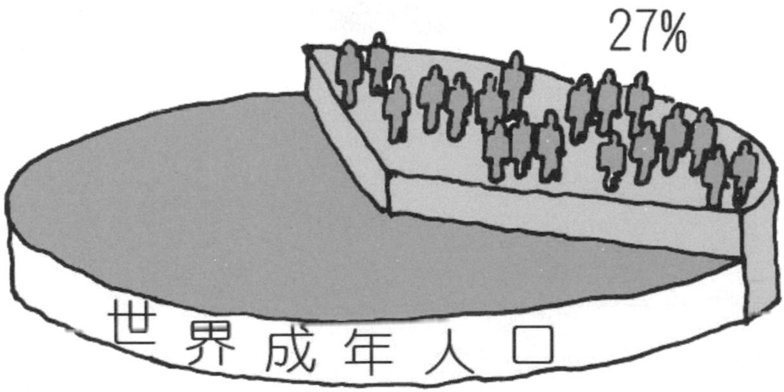

世界高血壓人口

不！不可能的，所有的生命都是非常聰明的

活機器，它的所有反應只會用來解除危險威脅並延長生存機會！因此這些高血壓的『現象』只是為了調整我們身體某處的缺陷所做出的一個反應動作，它真正的目的是為了『自救』！

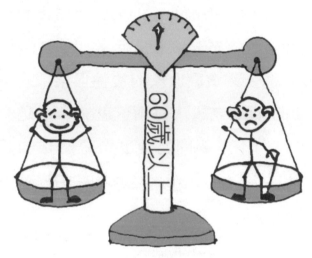

二分之一以上老人罹患高血壓

我想到此為止，可能許多的讀者現在大概會有滿腦子的問號，怎麼可能這個列入十大死因的「病症」，竟然只是我們身體自救的一個自發性動作！這樣講來那些天天照三餐服用降血壓藥的人不就是在『反自救』的自殘了嗎？嗯！不急，要瞭解

這些關係之前，我們必須從最根本的問題著手，首先讓我們瞭解一下為甚麼要有血壓？而血壓到底是怎麼樣發生的？

　　地球上所有的動物幾乎都必須依賴氧氣而活著，可是各位可曾想過我們時時刻刻呼吸的目的是要做甚麼呢？原來在我們身上存活的 60 兆個細胞裡[註3]，每一個都是一個小小的獨立生命單元，我們姑且將它們想像成是一團有組織的細菌

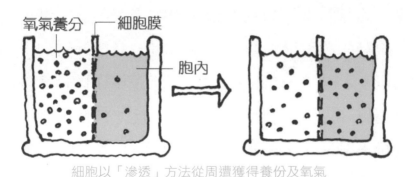

細胞以「滲透」方法從周遭獲得養份及氧氣

聚集在一起的模樣，它們用「滲透」的方式吸取周遭流過來的養份（主要是醣類）。進入細胞之後，就開始分解轉換成細胞能量——ATP。這個東西可

是維持每個細胞生命的最重要物質，只要一分鐘缺
乏能量，那就像機器停電一樣，細胞立刻就掛掉！
可是這生產 ATP 能量到底又和氧氣有甚麼關係呢？

　　每個細胞要製造能量當然有它們獨特的發電
機器，這機器就是各位讀者或許聽過叫「粒線體」
的小東西，它也是各位耳熟能詳「自由基」的主要
發源地。各位想像，當一台小型的柴油引擎發電機
運轉發電之後，在發電的同時當然也會發出又毒又
臭的廢氣四溢。細胞用精煉過的「葡萄糖」倒入這
粒線體的發電機中製造能量發電，最後運轉到一個
類似「氣缸」一樣的組件時，就必須要用到「氧氣」
來運轉，否則一切都將停止甚至燒掉這個細胞的發
電機！這是氧氣在我們身體的唯一功能。

　　佔我們的血管裡最多的就是紅血球這樣東
西，它的唯一功用就是運送氧氣。眾所周知，紅血
球只能在血管中透過血液循環運行，利用像幫浦一

樣的心臟壓送血液出去，從大動脈、肢動脈、小動脈，最後再分支到比頭髮還細的微血管，這時候細胞才有機會從它附近微血管中流動的紅血球上面取得「氧氣」。請注意，這裡所說「流動」的意思是因為紅血球流到了微血管之時，只能一個挨著一個的通過。我們都知道血液要流動必須要有壓力才能推得動，如果上游的壓力太小，那紅血球流動的速度就會像烏龜一樣慢吞吞的，甚至面貼背的擠成像一條小火腿一樣[註4]，同時也將氧氣捆住不放。這時候細胞得到氧氣的機會自然大大的減少，也就是處於「半缺氧狀態」！

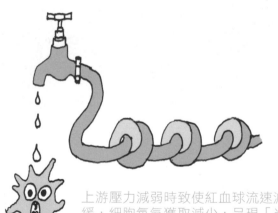

上游壓力減弱時致使紅血球流速減緩，細胞氧氣獲取減少，呈現「半缺氧」狀態

不用說這群快「餓死」的不健康細胞，當然

作者　陳志明　博士　33

會發出求救哀號，當這些賀爾蒙做的求救訊號傳送
到主宰身體的大腦之時，中樞神經就會緊急的下達
一項命令：收縮血管，以增加血壓！各位可以想像
你的血管就像一條長長的橡皮水管一樣，一端接著
水龍頭而另一端則是要澆花或滅火使用，當這端的
水龍頭打開到了最大極限，而遠方流出來的水卻是
又少又慢之時，大多數的人都會在接近出口處掐緊
水管，讓管內的水壓增加一點，水也才能射流到遠
一些。

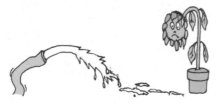 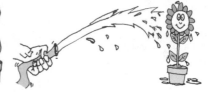

水壓不足，水流遲緩無力到達　　　掐緊水管增加水壓，使水流增速
　　　　　　　　　　　　　　　　加強送達

　　讓我們的鏡頭再轉回到體內的血管，由於大
動脈，肢動脈，小動脈等血管和微血管相比較，除
了管徑大小有天壤之別以外，在構造上也是截然不
同的。大、中、小動脈基本上分為三層：內層為一

層內皮膜，中層為環狀平滑肌及彈性纖維組成，外
層為含彈性纖維的結締組織所構成。而微血管卻只
分為二層：內層為一層內皮細胞膜，外層則為另一
底膜所組成。

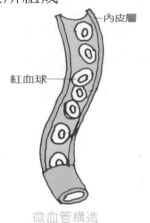

微血管構造　　　　　　　　　動脈血管構造

　　所以當小動脈接到上頭的命令後，即刻就將
平滑肌收縮。這時處於下游微血管附近那群快「餓
死」的細胞，很快的就可得到最起碼的氧氣滿足而
存活下來；可是位在中上游手臂上的大動脈，用血
壓計一量起來，乖乖不得了！怎麼有高血壓了呢？

　　95% 的高血壓都屬於原發性高血壓，醫師在

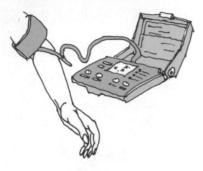
大動脈之血壓量測

檢查你身體沒有腎臟毛病而你又有高血壓問題之際，他們大多會認定你是遺傳性或不明原因的原發性高血壓。可是如果真是遺傳問題所造成的，那麼你早在三、五歲的小孩時期就該發作高血壓，為什麼大部份人都得等到四、五十歲以後才突然發作呢？你可曾將血壓計不放在手臂上量測，反而套在腳指頭或耳朵上量一量血壓嗎？畢竟細胞外圍裡的微血管前後兩端的血壓得相差達 20 個毫米汞柱，細胞才能夠「吸」得到氧氣！

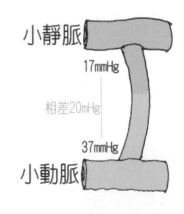

小靜脈
17mmHg
相差20mHg
37mmHg
小動脈

細胞存活之關鍵血壓

從上面幾段簡短的討論，相信你對高血壓的既有觀念可能開始有了一點動

搖，但請你記得：我們的身體絕不會加害自己，血壓的升高是反映我們身體某處開始缺氧的修護手段，只不過不太完美罷了！

❀ 偏遠地區的民生用血

我們身體裡的動脈血管系統，恰恰就好比是城市裡的自來水管路系統。淨水場就像是我們的肺臟；而加壓幫浦就好比是心臟一樣；道路底下錯綜複雜的大小型水管系統則像是從心臟延伸分支到全身各器官的大小動脈血管一樣；而在你家公寓水表後面分出一堆的小水管到水龍頭就如同微血管一樣。最後一戶戶的公寓就好比是一顆顆的細胞。

假如你家是住在 3、4 層樓以下的老式公寓或透天別墅時（沒有抽水馬達及屋頂水塔那種），這時自來水廠的管線水壓對你家的生活品質將有著密切的關聯。因為如果在用水的尖峰時段，住在管線末端的用戶可就得等到別人用完之後，才可能輪

到你家裡有水。如果你剛好在寒冷的冬天、身體又剛擦完香皂正準備沖水之際，突然只有幾滴水從蓮蓬頭滴下的狀況，大概你絕對不好受！萬一同時隔壁鄰居的廚房裡冒出濃煙大火警鈴大作的狀況下，這時水壓不足的問題恐怕會造成慘重死傷！

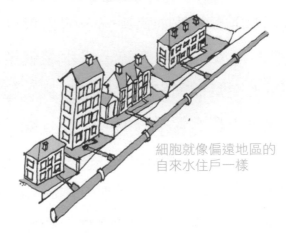

細胞就像偏遠地區的
自來水住戶一樣

我們的身體也是同樣情況，當心臟這顆加壓幫浦因為年邁磨損（40-50年以上），加上保養不佳（生鏽漏油），所以功能大大地不如年輕＿－時候的馬力。以前在各器官末梢的微血管，因為馬力強、管路新，所以沒有缺血缺氧的問題。50年後，馬力差、管生鏽，所以血液的供給也是有一搭沒一

搭的用「滴」的流出來。雖然住在這些末梢地區的細胞們還是勉強可以活著，但確也漸漸成了身體裡頭的「貧民窟」！

體內的動脈血管系統，可以簡單的看成一棵倒立的大榕樹一樣，主樹幹就是身上的主動脈；大樹枝就如同如連接到各器

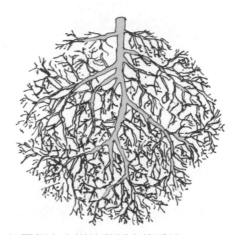

如同倒立大樹的動脈血管系統

官的大動脈一般；再分岔下去的小枝小芽最後形成像網狀一樣茂密的樹枝，這就像我們的小動脈後面分岔出一大片像網子一樣的微血管。用精密的尺測量每一種血管的內徑大小時，可以發現它們的孔徑相差非常的大：連接心臟的主動脈直徑有 2.5 公分、而接連各器官的大動脈卻只有 0.4 公分以下，

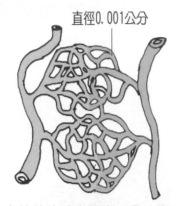

直徑0.001公分

微血管的流速和壓力，是決定身體健康的關鍵所在

接著分枝的小動脈最大也僅僅 0.02 公分寬，至於微血管那更是小到看不見的細，只有 0.001 公分（為頭髮直徑的 18 分之 1）[註5]。可是真正決定我們健康與否的關鍵所在，就在這麼細的管子裡所流動的血液流速和壓力！

　　一般來說，人在休息時心臟每分鐘打出來的血液為五公升左右，換算後，也就是說血液流過主動脈的速度大約為每秒鐘 30 公分及 100 毫米汞柱的血壓。可是由於之後血管一直的分岔四射，血流及壓力當然也就很快的分散減弱，到了微血管的前端時，流速已經降到僅僅每秒鐘 0.03 公分及 37 毫米汞柱的血壓[註5]。幾乎身體 60 兆顆細胞都得靠這點微弱的血壓來「擠」出氧氣及養份來維持生存，

如果這壓力稍微的減弱一點點，那這「擠」的功夫自然就會變差，氧氣及氧份不夠讓周遭細胞的發電機（粒線體）製造能量以供生存時，細胞們將會立刻發出示威抗議的警訊，讓扮演政府的大腦中樞想想辦法解救它們！

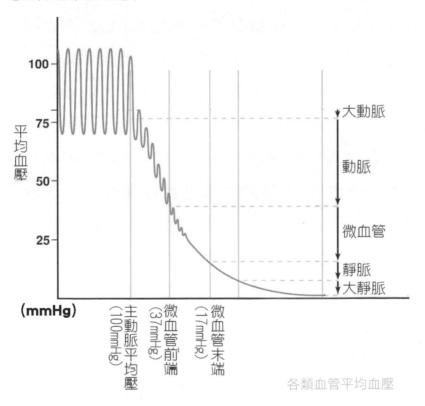

各類血管平均血壓

假設各位讀者現在扮演大腦中樞時，你會有

甚麼反應對策呢？相信大多數的人都會用最簡單的方式，在水管的前端壓緊一點，那水就會流的強勁一些；另外也可以將水龍頭開大一點，讓水流出多一些。身體確實也是想出這樣的辦法：首先就是透過各種方式（詳後）命令微血管前端的小動脈稍微縮緊一點，讓後面微血管中的血流血壓能夠維持到基本「擠」出氧氣及養份的狀態下為止。其次也會命令那像引擎的心臟多轉幾下，更用力地多幫浦出一些血液出來，讓整體的血管壓力增加一點。尤其是對那些直接關係到身體生死存亡的器官如腦部、心臟等，無論如何都得讓它們得到恆定的血液供給！

正是因為這兩個「一縮一壓」的小動作，使得所有高血壓的症狀都浮現出來。前面提過，動脈系統從主動脈、大動脈、小動脈到微血管一直不斷的分岔延伸散開，一旦眾多的下游小動脈孔徑都縮小一點點之時，中游的大動脈血壓當然也會受影響

地略略提升一些；這時如果上游的心臟也啟動馬力多打出點血液之時，中游大動脈的血壓自然地就會明顯增高。

不巧的是，你用血壓計量測的地方剛好就是大動脈之一，一旦指標超過 140mmHg（心臟剛好壓出血液時的血壓，又稱收縮壓）及 90mmHg（心臟剛好不打出血液時的血壓，又稱舒張壓），你就會開始為這個統計的數字感到憂心忡忡，在經過一陣陣既花錢又冗長的檢驗和判別之後，大部份人的結果多是從此得服用只治標的降血壓藥物，終其一身對血壓藥不離不棄，直到生命結束！

✿ 不氧，不活！

要判定一個人是否還活著只有二個指標：一是心跳與否，一是有氣與否！只有心跳沒有呼吸時，一樣不能活。因此「氣」就成了維持我們生命最不可缺少的東西。只是這個「氣」該怎麼從鼻

孔開始傳送到我們身上 60 兆個細胞？每個細胞為
何非得要用這「氣」才能存活下去？如果我們不瞭
解這層關係，那你將無法知道高血壓是怎麼來而且
該怎麼才能對付它！

　　當「氣」透過口鼻進入肺部之後，接下來就
是心血管系統的事情了，因為在肺泡外圍密密

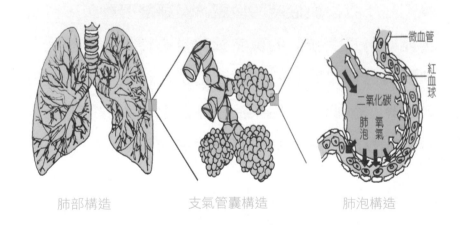

肺部構造　　　支氣管囊構造　　　肺泡構造

麻麻滿佈的微血管中，不斷流動著一種只載運
「氣」的小卡車——紅血球。在這卡車上面有個獨
特的裝置叫做「血紅素」的東西，由於在這肺泡的
環境下，只結合氧氣才能形成穩定的活化狀態，因

此接下來這「氣」就被過濾成「氧」，並且即刻就從肺部的微血管匯聚到小血管、大血管後再送回心臟！

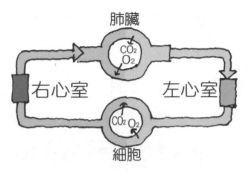

肺臟

CO_2
O_2

右心室　　　左心室

CO_2 O_2

細胞

「氣」的身體中循環

　　透過心臟這顆幫浦的強力壓送下，從大動脈、支動脈、小動脈等等一路的分岔到比頭髮還細 18 倍的微血管之後，60 兆個細胞就在這無數微血管網的包覆下，透過酸鹼平衡的環境用「滲透交換」的方式取得氧氣。當然，沒有結合氧氣的血紅素就不再呈現紅色，部份的二氧化碳也搭著紅血球的順風車從微血管、小靜脈、大靜脈的匯集回到心臟右邊後，再被壓送到肺部重新開始載運氧氣。

　　鏡頭再轉回到那 60 兆個細胞，因為這些細胞是過著群體的生活，要活下去就得像人一樣，必

須要有「錢」才得以維持細胞內部的開銷及生存，
而這個「錢」在我們科學界就簡稱它作 ATP。細胞
要得到 ATP 這個「錢」，就必須倚靠微血管運送
來的糖份和氧氣才能製造出來。當每一個葡萄糖被
送進細胞之後，如果有氧氣來做最後的反應時，可
以做出 38 個 ATP 的「錢」出來；但是如果沒有氧
氣時，那麼一個葡萄糖只能做出 2 個 ATP 的「錢」
而已，足足少了 36 個「錢」[註 6,7]。（有興趣的讀

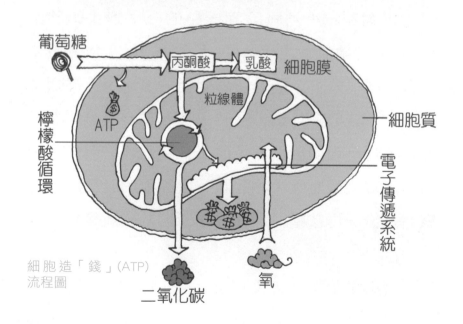

細胞造「錢」(ATP)
流程圖

者可另詳本人其他拙著）

　　如果突然的發生這種緊急缺氧的情況並且持續達 3 分鐘以上時，細胞就會因為應付不來這突然的缺錢而「破產」掛掉。這就是各位常聽說的中風、心肌梗塞等等急症狀況。相反的，如果因為血管裡的氧氣供應是漸漸地慢慢地減少時，細胞就會像不景氣裡的中下階層一樣，日子越來越難過。畢竟血液裡所帶氧氣的總量減少時，分配到大多數的細胞，也就是有一搭沒一搭的，細胞能製造出 ATP 的「錢」自然的也變少，也就是變「窮」了！

　　所謂窮則變，變則通！在現實生活裡，窮的人越來越多時，當政者又沒法解決之時，動盪也將越加激烈。輕則透過選舉改朝換代，重則對立形成暴動不斷。在我們身上這個 60 兆的小世界中，細胞窮了之後的變化就是採用「開源節流」的方式改變並適應環境，也就是努力的爭取到更多的氧氣，來讓家裡的印鈔機器可以轉得動。

　　由於細胞們都是一個挨著一個緊貼著，所有的空氣及養份都得透過這狹窄的細胞間空隙「滲透」進來。因此「節流」的主要工作就是勒緊褲帶，讓自己「收縮」一些，進而可以使細胞間的空

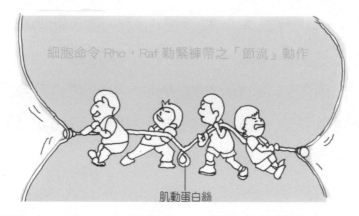

細胞命令 Rho，Raf 勒緊褲帶之「節流」動作

肌動蛋白絲

隙變大一些！它們啟動一些細胞收縮的按鈕（Rho，Raf 等），讓控制細胞伸縮的肌動蛋白絲（Actin filament）向內拉緊一些，細胞間隙也會變得大一些[註8]。所謂機會只給準備好的人，在這樣的積極準備之下，只要製造「錢」的原料一靠近，當然就比較快獲取得到！

　　除了節流之外，更重要的當然就是另闢「開源」的工作。常見到會吵的小孩才能有糖吃。在我們身體內的細胞社會也會有模學樣地，向主管單位砸些雞蛋磚塊等，強烈表達對「窮」的抗議以爭取更多的血液！於是一些讓細胞收縮的訊號（RhoA，ROS 等）很快的就堆滿在控制血管孔徑的單位上，這些怕事的血管肌細胞當然也就收縮起來[註9]，血管一拉緊，血壓就上升，血液就射得遠一些，「窮」細胞也勉強可獲得到一些補助而暫時的餓不死了！

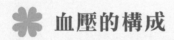 **血壓的構成**

　　從上面幾個小節中讀者們可能大致有些輪廓，高血壓主要是因為身體許多處末端的血管壓力不夠，造成細胞群缺血缺氧，使得它們集體發出加壓訊號的結果。現在再讓我們用比較簡單的概念來歸納一下血壓是怎麼由甚麼構成的。如果用教科書的公式來看[註10]：

　　血壓 = 心臟輸出血量 x 周遭血管總阻力

　　這公式的概念就像是我們之前說的自來水系統一樣，心臟射出血量就像是水廠的加壓幫浦，相對的，周遭血管總阻力就像是密佈四散水管的摩擦力。如果我們將這個『心臟輸出血量』再發展一下又可以發現，其實它就等於『每分鐘心跳數』X『心臟每次射出血量』。於是這個簡單的公式又等於[註10]：

血壓＝（每分鐘心跳數 X 心臟每次射出血量）x 周遭血管總阻力

　　因此，血壓其實只有兩大因素構成：一個是心臟輸出，一個是血管阻力，任何一個因素發生問題都會導致血壓發生不平衡。

　　前面已經討論過，每個細胞都需要有正常供血供氧的微血管壓力來維持每個細胞的基本「開銷」，如果因為某些因素（如心臟老化、受損等）使得心臟輸出功能減少時，那麼在維持血壓平衡的

狀況下，只有兩個方案可以補救：第一方案是增加心跳的次數，第二方案就是讓血管收縮一些來加大阻力。

　　雖然增加心跳數可以立刻達到增強血氧的補充，但是它卻有三個嚴重的缺點，一個是非常耗損能量，第二是加重心臟磨損，最後是非常的短效，只要一恢復正常心跳數，問題一樣存在。因此發生這類問題的人之身體仍舊偏好採取第二方案「收縮血管」來解決問題。只不過一個成人光只是微血管

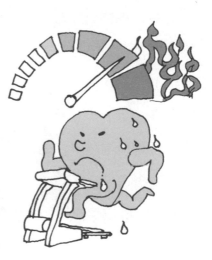

加快心臟跳動方式以提高血壓補足血氧

的數量，至少就已經超過一百多億條以上[註5]！當身體發出讓血管收縮之命令時，原則上是動員全部大大小小的血管系統，雖然這動作可以滿足細胞應

有的血壓，但也因此造成大血管的「血位上漲」，也就是血壓變高了，當然這是個警訊，主要是告訴我們，血壓的源頭——心臟出問題了！

　　我們瞭解了造成高血壓的源頭之後，再回頭來看看「血管阻力」這一項因素，如果因為很多原因（例如動脈粥狀瘢塊等）讓血管漸漸變窄小，也就是血管阻力變大了，這時如果依照上面那簡單的血壓

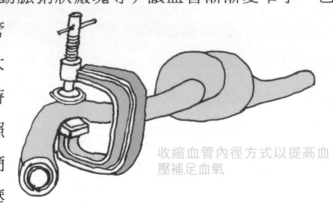

收縮血管內徑方式以提高血壓補足血氧

公式來看，『心臟輸出血量』應該要下降，才可能讓血壓得到平衡才是。但是由於這類「血管阻力」的增加，並非是身體自己調節血壓所造成的，在同樣的血壓之下，堵塞管路後面的細胞們能得到的血液及氧氣自然將會越來越缺乏。

　　可是如果再藉由強力的收縮血管，那麼很可能身體自己就會因勒緊了血管而殺光這些細胞（雖然這情況也經常發生）。因此遇到這狀況的人群，他們的身體就會先採用增加心跳速度的策略來補充血氧不足。這種情況在很多初期發生高血脂、代謝問題及體重肥胖的人身上尤其明顯，他們一般是先發生心跳過快的情況，幾年之後高血壓的情況就跟著陸續發生[註11]。只不過因為心臟在長期的過度操勞之下，將耗損得特別快，最後將惡性循環地回歸到血壓的源頭——心臟發生問題！

✿ 老舊的心臟幫浦

雙B 等級的車子比一般的車還要貴上許多，如果扣除品牌的光環之外，真正的價值其實就在它們那顆強力又耐操的引擎。當它們在運轉之時，引擎所發出轟隆隆低沉的聲音，絕不是一般小車可以比擬。人也一樣，一個健康長壽的人，最基

原因革命：高血壓的根本原因－血壓不足

本的要求就是心臟必需得強勁又省能！正常人在平
靜時的心跳次數大概是每分鐘 70 到 80 下，隨著
年齡變大，理想的心跳速度原則上是較低一些比
較好。世上所有著名的耐力運動員他們的心跳都
明顯的低於常人，例如自行車界的世界名將 Lance
Armstrong 心跳每分鐘只有 32 下[註 12]。另一位連續
蟬聯五屆世界自行車賽的冠軍選手 Miguel Indurain

每分鐘心跳數 (次)	一生心跳數 (億)	壽命 (年)
6	5.6	177
20	8.4	80
450	7	3
75	27	70*

心跳速率與壽命關係

的心跳更是只有 28 下而已[註 13]！

　　生物學家發現，烏龜壽命可以長達 177 年，因為它每分鐘的心跳只有 6 次，一生心臟跳動大約是 5.6 億次左右。一隻倉鼠每分鐘的心跳為 450 次，大概跳到 7 億下之後就可以投胎轉世（3 年）。我們人每一天的心跳數大約為 10.8 萬次，以活到 70 歲時總共會跳上 27 億次以上[註 14]。如果因為某些原因讓我們心跳的次數增快 5% 時，（例如從 75 到 78），那麼很可能會讓壽命提早結束或者「拖」著結束！讀者或許會問是甚麼因素能夠像運動選手一樣地讓心跳如此和緩或者像烏龜一樣長壽？相反的是甚麼因素會讓我們的心跳加快？

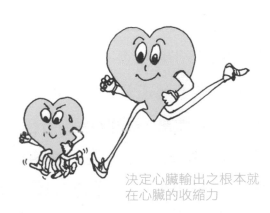

決定心臟輸出之根本就在心臟的收縮力

作者　陳志明　博士　　55

再讓我們拿一台重型哈雷機車和一台 50cc 的小摩托車來比較，同樣是在一公里的路程及時速下，哈雷機車的引擎假如轉了一千次的話，那小綿羊機車的引擎可能就得用力的轉上一萬次以上。同樣地將「車」比心，在前面一小節裡的血壓公式中可以看見，「每分鐘的心跳數」X「心臟每次射出的血量」就等於『心臟輸出血量』。在必須達到輸出同樣血量的條件之下，心臟每次射出的血量較小的人，也就是心臟馬力較弱的狀態下，他們的心跳速度自然就得加快一些。因此真正決定心臟輸出的根本就在心臟馬力，也就是心臟的收縮力！

我們心臟的收縮力其實只取決在心肌細胞上幾個離子的專用通道，包括鈉離子通道、鈣離子通道、鉀離子通道及鈉/鉀離子幫浦通道等的交互作用，才能啟動心臟收縮【請參考本人其他拙作】[註15]。只是原則上由於心肌細胞，不像是我們其他身體部位受損壞掉之後還可以再生「零件」取代替

補，於是在經過約 40 年 15 億次以上反覆的跳動之後，有些心肌細胞會因為內部產生的自由基累積過多而受損萎縮甚至纖維化，造成其他好的細胞負擔更大，整體來說心臟功能就漸漸變差，也就是收縮力減弱了，血壓於是漸漸不能滿足身體需求。

火上加油的是，許多已有高血壓症狀的人，常被嚇到一頭栽進「不吃鹽」運動的俱樂部中，可是越是減少鈉鹽攝取的同時，心肌的鈣離子通道也跟著越來越凋萎，收縮力很快的衰減並走向惡性循環！這在許多心臟衰竭或心梗塞的病患中尤其明顯，近期大型臨床發現（29000 人），那些每天尿液裡所含鈉鹽低於 3 公克的人，發生心血管疾病（中風、心梗、心衰等）死亡的機率比其他人明顯的高出許多倍[註16]！隨著研究數據逐漸明顯，這類新聞報導將會越來越多，或許希望能藉此挽回許多以前被錯誤觀念所誤導的寶貴生命。

　　瞭解了心臟收縮力轉弱的原因後，緊接著我們身體就會啟動因為減少動力的補償動作——加快心跳！許多的醫學臨床研究早已發現，如果一個人的平均心跳次數越高，那他也將越早向上帝報到。近期有臨床研究發現當平常的心跳數每分鐘大於 82 下以上的人，心臟輸出血量明顯的短少了百分之 8.4，而且一年內死亡率（數）明顯的比心跳正常者增加 2.2 倍以上[註17]。看來上帝給世人唯一公平的事就是這二、三十億次的心跳總帳目，如果加速用完，那可能就得早些歸天了！

✿ 阻塞的尼龍血管

數字總是會嚇人的！如果將五個成年人身上全部的血管接起來，可以從地球接到月球往

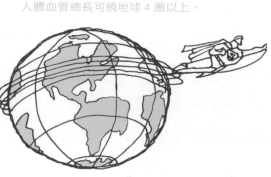

人體血管總長可繞地球 4 圈以上。

返各一次還有剩！依照科學家的估算，如果將一個人體內所有的血管都排接成一條線時，一個成人的血管總長度約為 161,000 公里[註18]。繞行地球的赤道一圈是 40,075 公里，地球月球的距離是 38 萬 4400 公里，也就是說，人體血管接成一條線之後，長度可以繞行地球 4 圈以上！二、三個人合起來就可以到月球上面捐血了！

　　由於血管是用來輸送血液，它的流動必須依賴心臟的收縮力量來推動，這在上一節裡已經說明

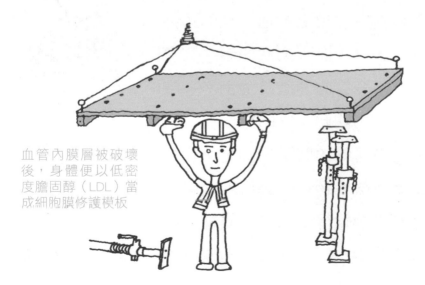

血管內膜層被破壞後，身體便以低密度膽固醇（LDL）當成細胞膜修護模板

了。但還好的是血管不是從頭到尾的連成一條，否則十幾萬公里中只要一個不小心堵塞了，全部都將停擺。另外各位再想像一下，幾十年來在這麼細又長的血管裡頭，流動著比水還黏稠的液體，該怎麼樣才能讓它們保持暢通？要回答這個大問題前，必須先釐清一下我們腦中存有的舊觀念著手！

　　血管的堵塞基本上分為兩類，一類是血管壁上長出來像麵疙瘩狀一樣的「血管粥狀油瘢」；另一類就是像傷口癒合時的硬塊癩疤一樣的「瘢塊」。這「血管粥狀油瘢」其實跟吃下多少的油脂及膽固醇並沒有直接的關聯，它的形成其實是因為血管的內膜這層細胞，被自由基或酸性物質侵蝕破壞之後，身體便派遣很多物質來修補這些

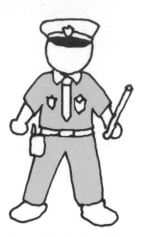

白血球偵察員－單核白血球（monocyte）

損傷的破洞，其中低密度膽固醇（LDL）是用來構

建細胞膜[註19,20]，而組織纖維蛋白（Fibrin）就像鋼筋一樣的將破洞固定著力[註21]，兩者都扮演重要的修補原料。

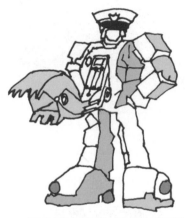

當發現氧化的低密度膽固醇時，單核白血球就『變身』超級戰警：巨噬細胞並將它們吞噬進肚

只是當很多的低密度膽固醇進入到破損深處修補之時，大量的組織纖維蛋白很快的就將外圍封鎖住，這時多餘的 LDL 原料無法再流回到血液中，進而就開始氧化變質。身體對於這類氧化變質的東西，一定會派遣白血球偵察員——單核白血球（monocyte）到現場瞭解並設法清除。當這小小的單核白血球鑽進被掩蓋住的現場，並發現這堆已經氧化的低密度膽固醇時，它就會像電影「變形金剛」一樣地『變身』成超級戰警：巨噬細胞，不用三兩下子就將這堆「建築廢料」吞噬進肚[註22]。

本來按理想劇本，它應該像超人一樣的再衝回到血液中，將壞東西帶回總部處理。沒想到當它吞下氧化的低密度膽固醇之後沒辦法消化，體型頓時脹得像吹氣球一樣的臃腫，這時人們還取個文雅的名字暱稱它作『泡沫細胞』

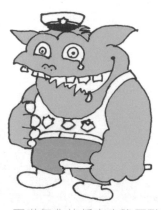

吞噬氧化的低密度膽固醇後的巨噬細胞，因體型開始臃腫，形成泡沫細胞

註 23 ！更慘的是，在血管內腔上面唯一的出口，已經佈滿了密密麻麻用『組織纖維蛋白』做成的鋼索網封住了註 24,25，於是

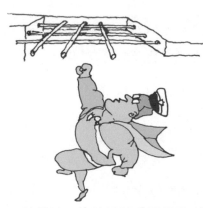

破損缺口快速地被『組織纖維蛋白』封住，使泡沫細胞無法回流至血液中而滯留形成「血管粥狀油瘢」

這個泡沫戰警就被困在這血管壁上，從血管內腔一看就活像塊麵疙瘩一樣！當日積月累同樣的事件一直在這帶發生時，裡面被『關住』的泡沫細胞越來越多時，血管內腔也就越

加狹窄。

　　另一類更危險的血管堵塞就是傷口癒合時所產生的「瘀塊」。它的形成一樣是從血管內膜破損開始，之後一樣得由如同鋼筋一般的『組織纖維蛋白』、如同水泥一般的鈣離子、如同砂石一般的血小板等材料，像鋼筋混凝土一樣的攪和後硬化成「瘀塊」[註26]。當它黏附在血管內腔時，當然會讓血管變窄小，不過最危險的還是當它脫離黏附之後，順著血流游離到身體任何地方，如果稍微大一點的血塊流到腦袋卡住血管，那就形成腦中風；卡住心臟的血管就成了心臟梗塞；卡住腎臟的血管就成了腎衰竭；卡住 X 臟……，依此類推！

　　從上面這幾段「新觀念」，我們不難發現，光是減少「血液」中流動的高低密度膽固醇，並不能解決血管堵塞或梗塞問題，真正的關鍵是『組織纖維蛋白』的數量。當前面的事件一再發生時，如

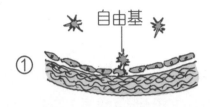

1.血管內膜細胞，被自由基
或酸性物質侵蝕破損

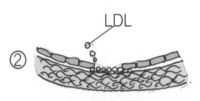

2.運送低密度膽固醇（LDL）
以建構破損處的修補底模

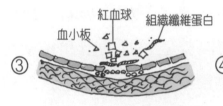

3.組合血小板、紅血球及組織
纖維蛋白以形成臨時外牆

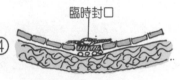

4.破損細胞增生接合與成長
復原

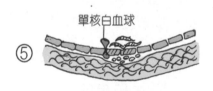

5.單核白血球鑽入底模處並
偵測已氧化的低密度膽固醇

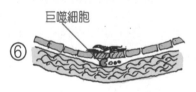

6.尋獲氧化的低密度膽固醇
之單核白血球變形成巨噬
細胞

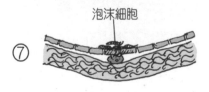

7.巨噬細胞吞噬低密度膽固
醇後形成泡沫細胞

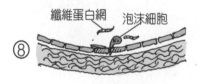

8.泡沫細胞於低密度纖維蛋
白網中鑽出並流回肝臟分解

果少一點、晚一些地讓組織纖維蛋白形成『鋼索網』時，那些被『關住』的泡沫細胞將可以被釋出，而直接的減少了血管粥狀油瘢的形成！另一個新觀念則是當鋼筋及水泥粉在形成的初期少用一些時，鋼筋混凝土也將很快的打碎崩散，因此如果能適當的減少『組織纖維蛋白』的原料供應之時，「瘢塊」也將很快又安全的消散掉，各器官的梗塞以及缺氧將不容易發生！

第三章

觀念革命

ABCD 高到低：
治標當成治本

大概歸納為 ABC 四種降壓藥，是以鬆弛血管為主要策略並配合降低心臟力或減少血液體積，以達到壓制血壓為目的。而 D 則是以抽取血管中的水份使血液體積減少，為控制血壓的策略。

§ 觀念革命：

ABCD 高到低－治標當成治本

✿ 降壓藥類別－ABCD

雖然各位讀者或親友手上的降壓藥物五花八門，可能有上百樣藥品名稱，但是嚴格歸納起來，全世界目前的降血壓藥物卻只有五種，以它們的英文開頭恰恰好區分為 A、B、C、D。其中 A 代表血管收縮素受體阻斷劑（縮寫為 ARB）及血管收縮素轉化酶抑制劑（縮寫為 ACE-I）二種，另外 B 代表乙型交感神經阻斷劑（縮寫為 BB），C 代表鈣離子通道阻斷劑（縮寫為 CC），最後 D 則代表利尿劑（縮寫為 D）。

這 ABCD 五種降壓藥各在不同的地方發生干預身體機能，因此有不同的機轉及效果。顧名思義，前面 ABC 四種藥物主要都以抑制或阻斷的方法，讓血管鬆脫不收縮，以達到擴張血管的功效。而利尿

劑 D 則是以強迫排除水份的方式，讓血液濃縮，以達到減低血壓的功能。看到這裡，聰明的讀者您現在是否已經開始對降壓藥的作法有些警覺了呢？

降壓藥的治療策略

前一章已經提過，身體是以兩個方式來維持對細胞血氧供給的恆定補充：一個是透過腎臟上方的腎上腺分泌出一種叫做「醛固酮」的物質，透過它刺激腎臟而讓鹽分再多吸收一些，水分也將多回收一些（包括口渴喝水），因此血液中水份增加，血管的壓力也相對提高加強了。

　　另一個就是讓小動脈收縮的方式，這是透過腎臟生產分泌出一種叫做「腎素」的酵素，它專門將一種從肝臟大量製造而且在血管中到處流動的原料：「血管收縮素原」分解製造成血管收縮素的半成品，一般這時都稱它為「一號血管收縮素」，由

於是半成品，所以像紙老虎一樣，對血管不會產生
任何作用。但是一但它流到肺臟及腎臟時，這裡會
特別分泌出一種叫做「血管收縮素轉化酶」的酵

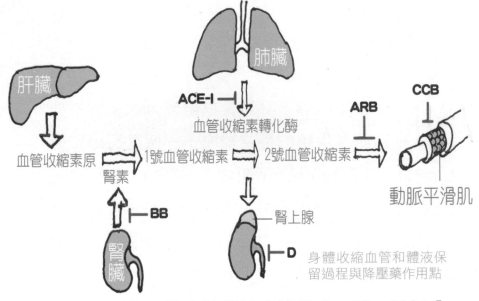

身體收縮血管和體液保
留過程與降壓藥作用點

素，將這個一號血管收縮素轉變成二號。這個「二
號血管收縮素」可不是等閒之輩，它除了會刺激腎
上腺分泌醛固酮之外（詳上段），同時還會刺激所
有的小動脈收縮。刺激的方式就好像是一把鑰匙一
樣，當它插入動脈上一種特別的鎖孔（一般稱為受
體）時，接著就會觸動在動脈環狀平滑肌上另一

ARB:AngiotensinReceptorBlocker
ACE-I:AngiotensinConvertingEnzymeInhibitor
BB:BetaBlocker
CCB:CalciumChannelBlocker
D:Diurtics

個重要開關——鈣離子通道。它是一種平常大門深鎖，除非受到上面的刺激才會打開讓鈣進入的專屬通道，這時血液中的鈣離子就會很快的流入肌肉細胞內，當胞內鈣濃度多一些時，肌肉細胞就會收縮，結果就是動脈被略略掐緊，微血管的血液也就自然得到補足了[註1]。

　　說這麼仔細的原因，是因為這 ABCD 五種降血壓藥物的降壓策略就是針對上面血氧供給的方式進行阻斷。第一個 A（血管收縮素受體阻斷劑 -ARB）就是將「二號血管收縮素」要進入動脈的鑰匙孔阻斷塞住，於是血管不但不收縮，反而會比平常還擴張一些[註2]。

　　第二個 A（血管收縮素轉化酶抑制劑 -ACE-I）

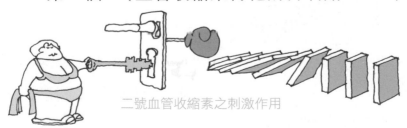

二號血管收縮素之刺激作用

則是將製造「血管收縮素轉化酶」的酵素，在肺臟及腎臟處加以抑制去除。於是「一號血管收縮素」因為缺少這個酵素的轉化，自然地「二號血管收縮素」就生產不出來，於是醛固酮就不會被刺激分泌釋放出，血液的體積因此就不再增加；同時血管也不會受到刺激而開啟鈣離子通道而讓血管收縮。有一箭雙鵰的降壓策略[註3]。

接著是 B 這個降壓藥（乙型交感神經阻斷劑 -BB），它主要是將刺激腎臟分泌腎素的交感神經訊號截斷，於是「血管收縮素原」就不會轉化成「一號血管收縮素」這半成品，當然也不會讓血管收縮。這個『B』還有另外一個更厲害的「功效」，它阻斷腎臟交感神經訊號的同時也阻斷心肌

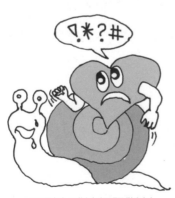

乙型交感神經阻斷劑
對付心臟之方法

跳動的訊號，連帶的也強迫心跳速度減緩，因此心臟打出來的血液又少又慢，高血壓自然地就從根本處被壓抑了[註4]！

　　再來就是 C 這個降壓藥（鈣離子通道阻斷劑 -CCB），這個原先是設計用來對付癲癇症的藥物，後來還是廣泛的被使用在降壓方面。它主要利用阻塞平滑肌細胞上的「鈣離子通道」，以使得

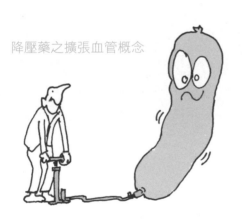

降壓藥之擴張血管概念

「鈣」進不了肌肉細胞之中，於是細胞就不會收縮，結果原本應該緊縮的小動脈反而呈現擴張狀態，這讓血壓直接的降低。另外也由於它同時能讓心肌的肌肉鬆弛，因此心臟收縮力也會陡然降低，心臟射出的血液自然也就減少許多，血壓當然能被壓制下來[註5]。

最後就是 D 這個降壓藥（利尿劑 -D），顧名思義就是強迫增多尿液的排放。在我們每個腎臟裡大概都藏有 100 萬個腎元，每個腎元前端為一團微血管組成專門過濾物質的「腎小球」，緊包著它的就是後面拖著長長的、用來控制水份排放及回收鹽分的「腎小管」。利尿劑就是在這長長的腎小管上阻斷血液中水份回收的小幫浦，連帶的也將鹽份排出體外。因此血液中的水份將被快速抽掉，血壓將因體積減少而被控制住[註6]。

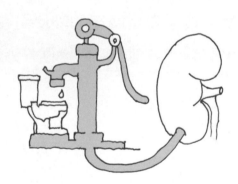

利尿劑之抽取水份概念

綜合上面的簡單說明後，可以大概歸納為 ABC 四種降壓藥，是以鬆弛血管為主要策略並配合降低心臟力或減少血液體積，以達到壓制血壓為目的。而 D 則是以抽取血管中的水份使血液體積減

少，為控制血壓的策略。

✽ 降壓救命丹，還是降壓慢性毒藥？
🜄 救急與救窮的觀念

西方現代醫學迷人之處，就是夠「快」。從上節中這 ABCD 降壓的策略就可以明顯看出它和身體產生血壓的目的是完全背道而馳！但也由於是這樣，所以對那些血壓太過偏高或者因為血栓堵住血管必須急速救助的患者，就必須用最快速的方法先行治標處理，讓患者免於血壓過高所引發身體的破壞，之後再依患者是否因細胞血氧供給不足而投以藥石。因為這是疾病，是醫院和醫生的責任，就像是車子拋錨時必須進入車廠修理一番後才可以繼續上路的道理一樣。

　　如果血壓的上升，只是反映身體因細胞血氧供給不足所表現的代償作用時，或者已經在醫院這

個像「人體修車廠」裡改造修補出院之後，這時就
必須針對造成高血壓的主要源頭因素：心臟輸出力
（馬力）不足及血管淤積堵塞這兩項主因下手。由
於心臟輸出力是由心跳數及心臟收縮力所決定，一
個好的心臟必須是有較低的心跳率及強大的收縮力
所構成，因此補充加強心臟力並且能回饋地讓心跳
處於較低的頻率，將是長期對付高血壓的根源性策
略。

　　另外正常且強大的血流及血壓，能夠讓血管
壁不易產生沉澱堆積的粥狀油瘢及堵塞之血栓，這
就如同湍急的河川比較不會產生淤塞，反之則如同
遲緩水流的水溝，雜物泥沙將逐漸將水道堆滿的情
況一樣。因此常態性的保持正常血壓甚至於偶爾略
提升一些，將是符合「流水不腐」的自身保健哲理，
也是長期對高血壓的治本及救窮方略之一。

降壓的正確觀念

壓的形成如果是用簡單的醫學公式來看：

血壓＝（每分鐘心跳數Ｘ心臟每次射出血量）Ｘ周遭血管總阻力

　　如果以現有的降血壓藥物來看，ABCD 全部都是從擴張血管下手，以降低血阻力為策略，所以每當血管阻力一減低，血壓當然很快的就跟著降低。但是這是「假性的」調節血壓！這就像原本已經用手握緊讓水噴得既快又有力的橡皮水管，當一放鬆之後，水量及壓力自然變少了。同樣的當小動脈一被強迫擴張之後，壓力及血流就陡然的降低，這使得血氧的交換更加困難！細胞們為了求生存當然只有放出更多的求救訊號給大腦，於是身體在血管收縮的第一線策略失效之後，就得啟動第二項補救行動：加強心臟輸出量。由於心臟每次的射出血量就像是一台車子的引擎氣缸容量一樣，出廠是多

少 CC 數是固定的，只會變得越來越差而不會變大。因此身體只能從增加心跳次數著手，多跳動壓縮幾次，來補充因為服用降壓藥物的擴張血管所導致的血壓突然減落。因此上面這些關係便可用前面的簡單公式附加幾個箭頭表示：

服藥後的情況：

↓血壓＝（每分鐘心跳數 x 心臟每次射出血量）x 周遭血管總阻力↓

身體代償反應：

↑血壓＝↑（每分鐘心跳數 x 心臟每次射出血量）x 周遭血管總阻力

　　從這簡單的公式裡可以瞭解，為何大部份人在使用過降壓藥之後，要不就是心跳加快，要不就是兩腿無力的原因所在了吧！更有意思的是，如果在一兩天後忘了服用降壓藥，血壓及心跳馬上又回復到之前的數字，這代表你的血管還有彈性，長期的外力干擾還沒讓你的血管「彈性疲乏」成「水泥管」。同時也代表你的五臟加上腦袋尚且能反應身

體的缺氧狀態，至少這是不幸中值得慶興的事！

　　讀者或許會問既然現有降壓藥物通通都是救急的、治標的、短線的、不好的策略，那到底較正確觀念該如何著手？很明顯的答案就是所謂的「正本清源」！從這公式中可以發現真正血壓的源頭就是心臟，而那「心臟每次射出血量」就是代表心臟力，強壯的心臟力能讓血液傳送到身體每一個角落，每個細胞都能因為得到充足的養份及血氧交換而滿足，不再有哀號的訊號發出，大腦不用再透過腎臟系統來命令血管收縮，中上游手臂動脈的血壓才不會暴漲，身體的血液壓力才能調節回復到「真正的」正常的狀態。更重要的是，加強了心臟每次射出血量之後，心跳數也將公式所示因此減緩，身體這顆「引擎」將不會因此吃力的多轉幾下，而提早報廢！

↓血壓 =（↓每分鐘心跳數 x ↑心臟每次射出血量）↓周遭血管總力

　　這個正本又清源的正確觀念，就好像一台哈雷機車，發動起來即使爬阿里山也只聽見低沉穩健的「轟轟」引擎聲輕鬆的上了山；相反的如果一台 50CC 的小綿羊摩托車也同樣地騎上山時，那將是油門猛催外加尖銳刺耳的引擎聲才能吃力的爬上去。如果天天如此，不出幾年，小綿羊很快的就報廢掉。鐵打的是如此，肉做的更是這樣。至於是用怎樣的方式報廢，以下將有很「科學」的討論！

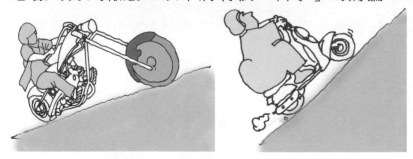

強力健康的心臟引擎才是血壓的根本基礎

✳ 降壓藥造成癌症的原因

🩸 研究報告

● 2010 年 7 月，執全世界癌症醫學牛耳的刺絡針－

腫瘤學雜誌（Lancet Oncol）發佈一份醫學研究報告，內容針對 93,500 多位高血壓病患進行研究，結果發現長期使用高血壓藥物的人（血管收縮素受體阻斷劑 -ARB），致癌機率明顯增加，尤其以肺癌發生的機率更高[註7]。

● 一年後（2011 年），同樣是刺絡針 - 腫瘤學雜誌又再發佈另一份最新醫學研究報告，這次以 324,000 多人的樣本進行研究，結果發現那些合併使用高血壓藥物的人（ARB 加上 ACE-I(血管收縮素轉化酶抑制劑)），致癌機率明顯增加[註8]。

● 同樣在 2011 年，芬蘭的醫師及科學家們也在國際知名醫學期刊，針對芬蘭的高血壓病患與前列腺癌關係發佈最新的研究，這次以 24,600 多人的樣本進行研究，原本預期降壓藥能夠減少前列腺癌發生，結果卻完全相反，研究發現所有種類的降壓藥物（A,B,C,D）明顯的增加前列腺致癌機率[註9]。

　　全世界使用降血壓藥物的人口至少有 12.5 億人左右[註 10]，是所有用藥之冠，然而從降壓藥物上市至今，也是世界癌症發生率開始急速攀升的黃金時期[註 11,12]。兩者間到底存在著甚麼關連，才使得上述的統計研究明確的揭露？要瞭解這層關係，就必須先打破我們對癌症所知道的舊觀念！

癌症過程

如果問問周遭的小學生及醫師，癌症是甚麼疾病，相信所得到的答案大都不外乎是「細胞不受控制並且大量複製生長的一種疾病」。但是再問及癌症如何讓人致命，相信很多人可能就會沉思許久。是的，癌症之所以會致命就是因為它最後形成足夠大的腫瘤，壓壞了它所藏匿的器官（例如肝臟、肺臟等），使器官衰竭後，功能喪失而死亡。

　　從基因破壞後不小心形成一顆癌細胞開始，

到可以壓毀器官為止，一般大約要花上 5-10 年以上的功夫[註 13]。更由於一個成人身上大概有 60 兆個細胞，而細胞 DNA 被破壞突變成癌細胞的機率卻遠遠大於 60 兆分之 1。這說明著只要是成人，身上都有幾個以上的癌細胞，只是它們還沒「機會」及「環境」成長為腫瘤而已。有些讀者或許會迫切的問這「機會」及「環境」為

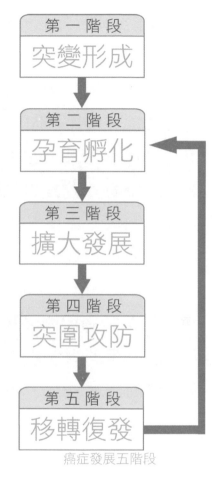

癌症發展五階段

何？詳細的說明將在我另一本新書【癌症革命】中闡釋，下面只做簡略的說明。

　　簡單的說，癌症大致分為 5 個階段，而且循

環不斷直至死亡為止。**第一個階段**就是大家熟悉的癌細胞形成階段，它主要是因為許多的外在及內在因素交互影響後形成的。

一般而言，【外在因素】包括：（1）幅射波，它以直接穿透人體的外力方式將破壞細胞的 DNA，這種「波」必須是高能量的波，也就是短波，包括太陽紫外線、X 光等等。（2）是基因變異物質，也就是所謂的致癌物質，它用化學的方式侵入，將細胞的 DNA 運作過程破壞，這些物質包括尼古丁、黃麴毒素、六價鉻等等。（3）為病毒、細菌及霉菌，它們侵入後以介入方式破壞細胞 DNA，包括各種肝病毒、乳突病毒、腸道沙門氏菌等等。即

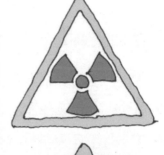

癌細胞形成之外在三因素

使各位讀者接觸過上述三類的物質也不用太擔心，畢竟一定得加上【內在因素】才有機會形成一顆癌細胞。

　　而所謂的內在因素主要是指細胞的 DNA 修護機制。由於每一顆細胞都會老化，因此它們就會重新複製一套 DNA 後，再以分裂的方式產生新的細胞之後就被取代掉。如果因為外在因素破壞原先的 DNA 密碼時，正常的細胞會用一套精密的方式修復完善後，再啟動複製及分裂細胞的程序。但是若因為人體老化、自由基過多以及長期缺氧狀態等因素，讓這套修護機制遭受損壞之時，若不巧再加上外在因素，癌細胞很快的就發生[註 14,15]。由於每顆細胞都是自私的，當它接到該退休指令時，原本是得乖乖的被犧牲掉，但是一旦監護的鎖鏈被破壞後，它當然會想盡辦法的叛變獨立。只不過想叛變也要在窮困混亂的環境才有機會，這就得進入第二階段。

　　第二階段其實就是孕育癌細胞的必要環境，這個必要環境就是指細胞【缺氧】的窮困環境。由於癌細胞它不是病毒或細菌那般具有強大的侵略性武器，因此即使它可以像孫悟空一樣拔根毛就可以變出幾個小癌細胞，可是卻因為沒空位、沒食物、沒武器，大的都快活不了，更何況剛出生的小癌細胞。

　　但是一旦住在像貧民窟一樣的缺氧地區之細胞群，因為氧氣及氧份不夠分配，正常的1個糖產生38個能量的有氧代謝程序往往製造不出來，於是為了糊口維生，只能轉以1個糖產生2個能量的無氧代謝程

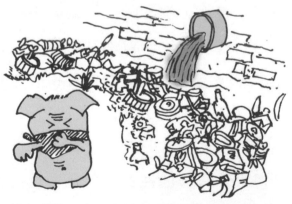

缺氧環境下癌細胞以大量的無氧代謝廢棄物當成武器以加速正常細胞死亡

序[註16]。於是在「胞胞自危」的狀態下，每個細胞都表現出極度自私的天性，家家戶戶都把那些無氧代謝大量產生的酸液、廢水、廢氣等等有害物往外丟棄，所以原本就營養不良體質虛弱的居民在這種環境下，當然很快的就比其他區域的兄弟早早蒙主恩寵[註17]。也只有在這時候，邪惡的勢力才能夠有機可乘地掠奪鄰居的養份和地盤，鞏固叛變的山寨基地。

第三階段就是擴大癌細胞地盤的發展階段。由於每個「變」出來的癌細胞都不是善類，它們不受身體嚴謹教條的綁束，因此也不可能只窩在窮鄉僻壤中安份守己過一生。 由於要擴大就必須要有很多的「銀兩」來支付開銷及加強生育，但在貧民窟地區已經再也搾不出「油水」來了。因此要富起來的首要工作就是多多的「偷搭」血管！因為血管裡有著源源不絕的資源，才能供應所有癌子癌孫傳宗接代所需。所以癌細胞就利用貧民窟的環境之

下，發展出一種只有在【缺氧】條件下才能做出來的獨門武器：血管新生素[註 18]。

　　顧名思義這血管新生素是用來生長新血管的誘導物質，基本上分成兩類以上，第一類是誘發血管內膜生成（VEGF），第二類則是誘發血管外層結構生長（FGF）[註 19]。它們原本是我們還在胎兒時，因在母體裡呈缺氧狀態，為了快速發育生長軀體及血管所大量釋放的獨特酵素[註 20]，而現在卻被「叛軍」利用為殺人利器。當這些血管新生素大量漂到周遭的小血管附近時，它們就會刺激血管開始分叉生長，然後一直

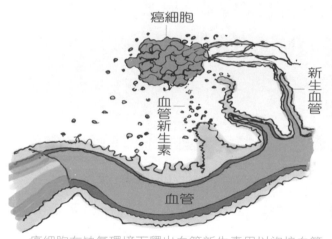

癌細胞在缺氧環境下釋出血管新生素用以盜接血管

的延伸到目的地：癌細胞的山寨基地[註21]。一旦多
條的「財路」接通完成之後，萬事齊備，癌細胞基
地就開始夜以繼日的打造新力軍，這時周遭的善良
「胞」民當然抵擋不了惡勢力的壓迫，緊急求救訊
號很快的就傳到大腦中樞，於是一場正規軍與叛軍
的對抗賽就開始拉起了序幕。

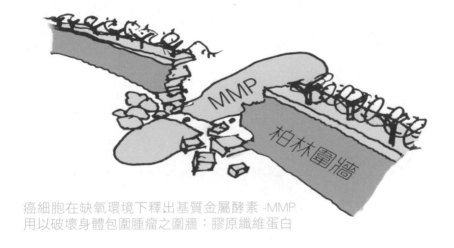

癌細胞在缺氧環境下釋出基質金屬酵素 -MMP
用以破壞身體包圍腫瘤之圍牆：膠原纖維蛋白

第四階段就是癌細胞突圍的攻防階段。當腫瘤
開始形成之初，我們身體也會立刻的做出反應，最
常見的方式就是使用比鋼筋混凝土還強韌堅固的各
種膠原蛋白纖維，將這「山寨基地」團團包圍住[註]

[22]，外面再派出黑衣特警部隊駐守防禦[註 23,24]。可惜道高一尺魔高一丈，這些以「不自由、無寧死」為口號的叛軍豈是用「柏林圍牆」可以圈住的。它們早就探查出這些圍牆及守軍的弱點，越是包圍的密不透氣，缺氧越是嚴重，越容易大量生產出破壞圍牆的新武器「基質金屬酵素 -MMP」[註 25]。

於是在這一攻一守的交戰過程中，雖然癌細胞沒能像當初擴大地盤階段時，可以不斷的生出癌子癌孫，但是隨著不斷的攻堅破壞圍牆及廣納血管財路，山寨基地也以「步步為營，步步贏」的方式逐漸擴大了面積。當然癌細胞也知道在這樣的環境下，後代癌子癌孫們的發展遲早都會被困受限，為了全體癌族的生存大計，必須派遣數量龐大的癌細胞菁英份子，隨著圍牆破壞之際，離開基地到他鄉尋求更好的樂土發展！

第五階段就是癌細胞移轉復發的反攻階段。

當生存受到威脅之際，生命的本性不是反擊就是逃跑[註26]。事實上大多數癌細胞早在身體圍剿它們的同時，就已經開始「移民」出去了。只不過

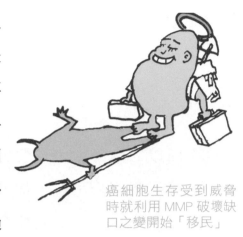

癌細胞生存受到威脅時就利用 MMP 破壞缺口之變開始「移民」

要在新的地方落腳定居並發展出「基地 XX 分部」時，就得拿出之前祖宗 18 代的創業精神，同時還得配合能否找到「貧民窟」這個環境，否則到處流浪的同時，很容易的會被黑衣特警抓去槍斃[註27]。好險的是，既然「山寨基地本部」已經發展的如此火紅，那就

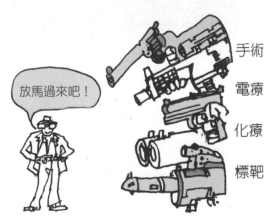

放馬過來吧！

手術
電療
化療
標靶

現有醫學以「寧錯殺一萬，也不放過一個」的治標策略下建立一門新興「大生意」

作者　陳志明　博士　91

表示【缺氧】的貧民窟到處都有，要重新再立個山頭，實在是太輕而易舉了！

　　人怕出名豬怕肥，更何況這日漸囂張的惡性毒瘤，所以二話不說，只要一被發現之後，能切的絕不會等過下個月再說。加上這是門「大生意」，所以隨後幾十至幾百萬元全套的「療程」，一個接一個的撲殺過來。姑且不論切下去時有多少癌細胞被迫順著血管逃離，後來在被那種像原子彈炸開後的 X 光輻射線「電」過之後，無辜的好細胞也被迫成了「叛軍」。更殘忍的是，所有的血液中到處可見到新的「毒物」（化療）流竄，只要是長的三分像「癌」的細胞，一律就地正法。

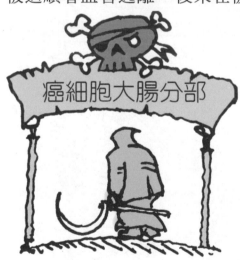

錯誤醫療策略促使癌細胞移轉並處在天時、地利及「胞」和條件下

在這個「寧可錯殺一萬，也不肯放過一個」的指導策略下，一時之間就到處屍橫遍野。

可惜的是，那些早就藏匿在【缺氧】貧民窟的癌細胞，由於本來就是血液罕至的三不管地帶[註28]，現在卻成了連「毒物」都不太流竄的避難地，加上大量的細胞屍骸留下充足的養份及可發展空間，所以在天時、地利及「胞」和等有利條件下，反而造就了這些「基地 XX 分部」的成長。這也是大多數的人在幾年之後癌症仍舊復發的情景，而且常常一發生就像萬箭齊發般的不可收拾！

致病原因

看完上一節我們大概有了清楚的輪廓，降壓藥物之所以會提高罹癌風險的主要原因就是【缺氧】。除了第一階段裡，所有的降血壓藥物通通都不會破壞 DNA 之外，其餘各階段大多與缺氧

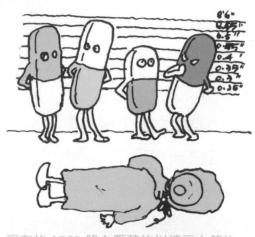

現有的 ABCD 降血壓藥物以擴張血管治標，長期使用反而造成慢性缺氧

有關。由其是在關鍵的第二階段裡孕育癌細胞環境，如果在不缺氧的環境之下，一個癌細胞很難有機會可以在一群健康細胞的包圍之中存活，更別奢望它能分裂複製子孫，畢竟沒有任何武器而且又是一個體質虛弱的細胞，要略奪強健有力鄰居的財產和空間來為己所用是不可能的[註 29,30]。

可是現有的 ABCD 降血壓藥物，全部都是從擴張血管下手，以求血壓快速降低。但是這種「假性且表面」的調降血壓，讓原本就像用手掐緊來調節供水的水管，突然地鬆手一樣：水流量及壓力自然變少了。同樣地，當小動脈一再被強迫擴張之

後，壓力及血流就會陡然的降低，這使得血氧的交換更加困難！ 長期使用之下，大多數第二、三線器官（除心臟及大腦以外）將呈常態性的慢性缺氧 [註 31,32]，裡面的細胞環境最後都成了只求溫飽的「貧民窟」細胞群。如果運氣差一點的人，偶爾這些器官中有顆癌細胞，將很快的演變成惡性腫瘤。這也是為何越來越多的醫學人體臨床研究發現長期使用降壓藥會致癌的根本原因。

✽ 降壓藥造成心衰早死的原因

 ### 研究報告

● 2002 年 4 月，一個專注心臟臨床的國際醫學雜誌（J Card Fail）發佈一份醫學臨床報告，內容針對 5,0 10 位高血壓並有心臟無力的病患進行研究，結果意外發現同時使用二種高血壓藥物的人（血管收縮素受體阻斷劑 -ARB 和血管收縮素轉化酶抑制劑 -ACE-I，或乙型交感神經阻斷劑 -BB），死亡率明顯增加 42% [註 33] ！

● 2011年6月，國際非常權威的心臟醫學雜誌（Int J Cardiol），發佈了一份最新醫學臨床研究報告，內容是針對 2,700 多位高血壓並有不同程度之心臟無力的病患進行研究，結果發現使用乙型交感神經阻斷劑（BB）高血壓藥物的人，尤其是心臟射出血量差的病患，他們的死亡率明顯的增高（49%）[註34]！

● 同年7月，韓國心血管醫學的專業雜誌（Korean Circ J），針對 3,200 位心臟衰竭而被照護的韓國人進行研究，結

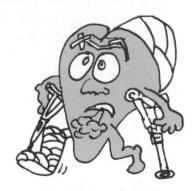

果一樣發現使用乙型交感神經阻斷劑（BB）高血壓藥物者，他們的死亡率也明顯的增高[註35]！

長期使用降血壓藥物作為預防及治療心臟衰竭反而加速死亡

● 2011 年 12 月，歐 洲 權 威 醫 學 雜 誌（Eur J

Endocrinol）對 850 多位瑞典老人進行長達 8 年研究，結果發現使用血管收縮素轉化酶抑制劑 -ACE-I 降壓藥的人，反而會因心血管問題導致死亡率提高 註36 ！

隨著文明發展及科學的進步，人口老化程度將越來越明顯。不論是任何人，只要是健康的活著，最終還是避免不了要發生心臟衰竭。只是現行醫學界大都以降血壓藥物來做為預防及治療心臟衰竭標準用藥之同時，只會有越來越多類似上面的研究發現結果：『加速死亡』。到底怎樣的方式才能讓我們既可防範心衰竭的到臨並且健康地延長我們的壽命？要探究這種希望，就必須先讓我們打破心臟老化的所有舊想法！

 心衰過程

就像一台車子的引擎，用久了會磨損、會積碳、會漏油、功能漸漸退化，到最後跑不動

時，整台車子只有報廢一途。人的心臟恰如車子的
引擎一樣，幾十年下來，不斷累積的小小心臟傷
害，讓收縮力漸漸退化，將令這引擎「拖不動」身
體，最終報銷死亡。

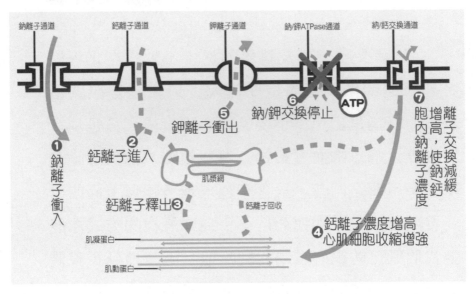

心肌收縮的作用方式

　　由於這是一個漫長的過程，一般都先起始於
高血壓，慢慢的演變成動脈硬化，再來就是心肌缺
氧，然後就出現狹心症的標準胸口悶痛癥候，接著
一不小心就會發生腦中風或心肌梗塞，如果過了這

關還活著，接著會進一步演變成心律不整（心跳過速、過慢、不穩、心悸），或者就是心臟肥大（或肥厚）的心臟代償現象，如果這兩種自發性的補償動作仍然不能滿足身體的需求，那緊接著就是不可逆的心臟衰竭出場了。

由於心臟是我們身上最『操勞』的器官，打從娘胎開始時就得從不間斷而且很用力的「縮放」，直到結束那一刻為止，也因此它一定有很特殊的方式來適應這艱苦的工作環境。相對的，當這特殊方式遭受破壞之時，也是心臟衰竭開始之時。

我們知道心臟是由一團特殊細胞所構成的，而這些細胞要不斷的收縮除了必須倚靠「鈉、鉀及鈣」等離子進進出出的協調下才能達成之外[註37]（詳見本人其他拙作），還必須要有很大量的生物能

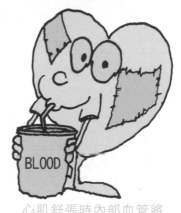

心肌舒張時內部血管將從血管中吸取血液

量來推動這個大引擎。如同各位讀者已經知道的，這只有在有氧代謝的條件下才能產生 16 倍的高效能量[註16]，可是這些氧氣及養份的供應一樣得在比頭髮還細 18 倍的微血管中進行，那真正的問題還是出現在這些動脈血管上。

心臟的動脈，除了表面上幾條大血管像樹枝一樣不斷分岔出小動脈之外，幾乎所有的小動脈及微血管都是深藏在心肌裡面。重要的是每當心臟一收縮時，這些微血管及小動脈就會承受巨大的壓

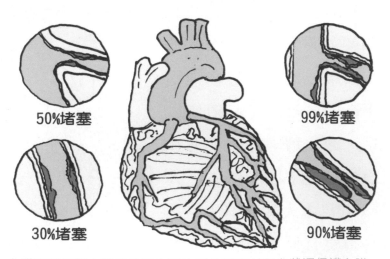

50%堵塞　　　　　　99%堵塞

30%堵塞　　　　　　90%堵塞

心臟利用正腎上腺素供應血流的系統以應付緊急狀況保護心臟

力，血液迅速減少，心肌細胞呈現短暫缺氧狀態；接著肌肉在舒張狀態時，這些內部血管就好像吸管一樣地從大血管中『吸』到新鮮血液[註 38,39]。因此心跳速度、血管內徑及心臟壓縮力等綜合起來就決定心臟這引擎的壽命。

　　一般來說 60% 的心臟衰竭都是起源自「血管內徑」這個因素，不論是發生血栓堵塞之心肌梗塞或者粥狀動脈硬化（油瘢）之狹心症，都直接的讓血管內徑縮小，當氧氣及養份不足以供應下游的心肌細胞活命之時，這一區的細胞除了死亡之外，周邊的鄰居細胞也會釋放纖維將它們包裹阻絕起來形成一塊痂疤[註 40]。當東一塊疤、西一片痂的時候，整個心臟的收縮力自然就漸漸減弱。有些痂疤若較集中在一起時，那心臟就呈現不規則的跳動，上下左右心腔裡的血沒辦法協調的壓送，一个小心沒血液而空轉時，整個引擎就會報銷[註 41]。

　　既然心臟是如此的重要，我們身體當然也有一套保護供應血流的系統。在遇到這類緊急的狀況時，腦幹會放出一種叫做『正腎上腺素』的神經傳遞物質，它會命令全身上下的血管收縮，讓血液回流集中供應給心臟，同時也會命令心臟的血管內徑放大擴張，讓血液充份流通供應心肌細胞[註42]。不只如此，這正腎上腺素還會讓心跳加速，讓心肌內的微血管多『吸』些血液來救活缺氧的細胞[註43]。也由於這60%的因素及身體保護的反應，造就另外40%由「心跳速度」、「心臟壓縮力」及等其它因素所造成的心臟漸漸衰竭。如同之前所討論的血壓簡單醫學公式：

血壓＝（每分鐘心跳數 X 心臟每次射出血量）X 周遭血管總阻力

　　當心肌細胞因為很多因素供氧不足時，這些細胞產生的收縮力自然的就會變差，會使得心臟的射出血量漸漸減弱許多。這時身體就會釋放正腎上腺素，命令心臟的冠狀動脈放鬆，並增高心跳頻率

使血壓達到平衡的正常需求[註 44]。這也是初期心臟衰竭的人，在一開始時都會感到心跳略快，甚至還有些潮紅的原因。

　　只是當心臟一直不斷加班來補充心臟力的不足之後，就會有更多的細胞受不了而受損或掛掉，剩下的心肌細胞將更苦命的分擔它們的工作，幾年下來當好的細胞越來越少，工作已超出它們的極限之後，它們就會以「看破紅塵」這心態來對待身體，心跳就會由快轉慢，心臟射出血量也大幅減少[註 45]，自然的血壓也不再升高，這情況就像老火車頭再怎麼加油添材也爬不上阿里山一樣！

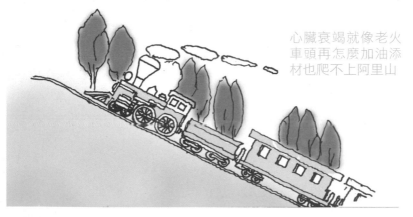

心臟衰竭就像老火車頭再怎麼加油添材也爬不上阿里山

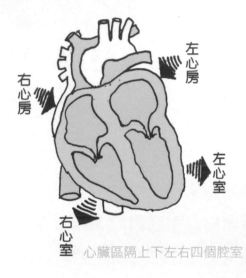

心臟區隔上下左右四個腔室

由於心臟分為上下左右四個房室，如果從左邊開始發生衰竭，那麼除了射到全身的血量將明顯的不足以外，原本打不出去滯留的血液以及從上面心房再灌流進來的血液，就會從左下方淹到左上方，接著就像海水倒灌一樣的溢滿到肺部的血管裡。當然在沒力消退「洪水」之時，肺泡就是最好的儲水庫，於是大量的液體就慢慢滲到肺部形成所謂的肺積水[註46]！剛開始發生時，肺部當然會想盡辦法排除它們，於是不斷的用咳嗽排除去痰，所以形成所謂的「老人咳」問題，尤其以半夜及平躺時最嚴重。甚

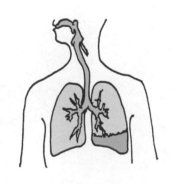

左心室衰竭之肺水腫症狀

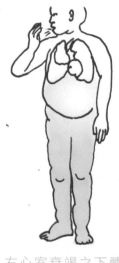

右心室衰竭之下體
水腫症狀

至常常會被誤以為氣管炎或感冒而「對症下藥」，真是害死一堆人呀！

　　換個方向，如果從右邊開始發生衰竭，那麼原本要壓送到肺臟的靜脈血就會滯留在右心室，並漸漸溢滿到上面的右心房，緊接著就再倒灌回全身大大小小的靜脈以及微血管[註47]。於是整個人就像一條灌水的臘腸一樣的全身水腫：外表腫腫軟軟的、腦袋昏昏沈沈的！

　　不管是左邊還是右邊心臟衰竭，當這些血液回灌或送不到身體取得氧氣的「肺臟」，同時又阻擋了細胞交換氧氣的微血管之血流時，於是全身性的缺氧於是就開始形成，一個又一個的器官就漸漸地失去功能。

致病原因

　　簡單一點講：心臟衰竭就是心臟無力，造成心臟無力的根本問題就是心肌細胞收縮力變差了。問題就發生在現有醫界對付這病症的觀念是：『拖』！以拖延患者的生命長度及增加活著的品質為目標。因此所有的醫生都會以減輕心臟的負擔為用藥宗旨[註48]，卻忽視心肌本身的無力問題，這也是降血壓藥變成這些人的長期選擇之主要原因。只是這樣一的只減輕心臟的負荷，而忽略了身體真正的需求之逃避性治標策略，究竟是真的就能夠幫患者生存？還是幫倒忙呢？

對抗心臟衰竭之現有醫療策略：『拖』

　　前面幾節有介紹過，乙型交感神經阻斷劑（BB）是將供給心臟專用的冠狀動脈上專門對『正腎上腺素』的接收感應器給遮蔽

住，讓大腦給心臟的指令阻斷[註49]。而血管張力素轉化酶抑制劑（ACE-I）更是釜底抽薪的將『正腎上腺素』從源頭給減少[註50]。因此原本由大腦通知全身要抽掉血液的生力軍，從四面八方湧入要搶救主人（心臟）的動作，就會因為乙型交感神經阻斷劑等降血壓藥物的干預而消失不見。這些降血壓藥讓原本應該收縮的身體部位之血管呈現擴張狀態，因此就不會有較多的血液回流到心臟；更重要的是，它反而讓原本應該要擴張的心臟冠狀動脈轉變成收縮狀態，讓血液更不容易進入心臟。

前面提過 60% 的心臟衰竭都是起源自「血管內徑」這個因素，當乙型交感神經阻斷劑讓冠狀動脈血管的內徑縮小，心臟的氧氣及養份當然就不足以供應下游的心肌細胞活命和工作。長期下來心肌細胞將因越來越「缺氧」而掛掉，這顆受特別「照顧」的心臟當然也就比聽大腦指揮的心臟更快報銷！

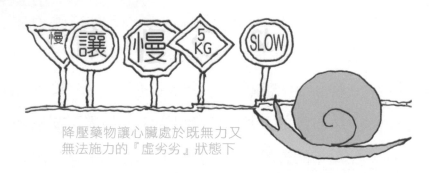

降壓藥物讓心臟處於既無力又
無法施力的『虛劣劣』狀態下

　　還有另一個重要動作讓使用乙型交感神經阻斷劑的人死更快，那就是強制讓心跳變慢[註51]！由於供應心臟的血液已經不能滿足心肌細胞的負荷，因此除了擴大「進帳」的血管管徑來增加血液流量之外，同時還得加強壓力才能使血液快速的流進細小的微血管裡。如果依照前面簡單的血壓公式可以明白，當心臟出力越來越差時，身體只有加強心跳次數以補足失去的流量及壓力。問題是這些降壓藥物讓心臟處於既無力又無法施力的『虛劣劣』狀態下，心肌細胞就被「馬兒要肥，又不吃草」的折騰一陣子之後，自然夭折的快多了！這也是為何越來越多的醫學研究統計發現，長期使用降壓藥反而更容易早死的基本原因。

降壓藥造成腎衰的原因

 研究報告

● 2008 年 8 月，領導全世界所有醫學研究的最權威專業雜誌 - 刺絡針雜誌（Lancet）發佈一份重大的醫學臨床研究結果，內容針對 25,600 多位心血管或糖尿病的患者進行腎臟功能研究，結果發現長期使用高血壓藥物的人（血管收縮素受體阻斷劑及血管張力素轉化酶抑制劑），會明顯的的發生腎臟功能損傷，尤其是當合併使用時的傷害更加嚴重[註 52]！

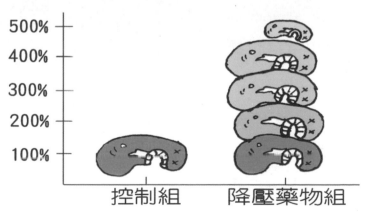

長期使用降壓藥物三年內就能發生達 4.2 倍的末期腎衰竭率

● 2006 年 1 月，在領導全世界所有腎臟醫學的國際腎臟醫學會（ISN）的專業雜誌上（Kidney International）發佈一份重要的腎臟病臨床研究，內容針對 6,100 多位糖尿病患者的腎臟功能進行長期追蹤研究，結果發現長期使用高血壓藥物的人（血管張力素轉化酶抑制劑），會明顯的發生腎臟衰竭，尤其是在三年內就能發生達 4.2 倍的末期腎衰竭率[註 53]！

● 2007 年 11 月，國際權威藥學雜誌（Int J Clin Pharmacol Ther）登出一份重要的醫學臨床研究，內容針對 340 多位心

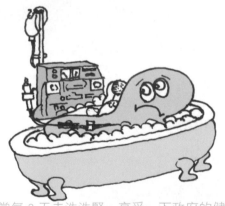

當每 3 天去洗洗腎、享受一下政府的健保福利之時，那將是特大的悲哀

血管患者的進行短期研究，結果發現合併使用低劑量阿斯匹林及高血壓藥物的人（利尿劑），明顯的造成腎功能損壞[註 54]！

● 2005 年 2 月，英 國 權 威 醫 學 雜 誌（Br J Clin Pharmacol）發佈一份重要的醫學臨床研究，內容針對 300 多位心血管患者的進行短期研究，結果發現使用任何一種消炎藥物（阿斯匹林或普 X 疼等）合併高血壓藥物的人（血管張力素轉化酶抑制劑或血管收縮素受體阻斷劑），在三個月內就會明顯的造成腎臟損壞，並升高不可逆的腎衰竭率[註55]！

　　大部份有高血壓症狀的人都認命的知道，高血壓藥得長期不能間斷的服用直到『掛』掉為止！但最令人無法接受的是它治不了根也就認了，可是腎臟卻因此被損害衰竭，甚至人生最後幾年還得每 3 天去洗洗腎、享受一下政府的健保福利之時，那就一種特大的悲哀吧！如果你已經認命的話就不要再往下看了。

腎衰過程

　　大家都知道腎臟是我們身上最重要的過濾器

官，所有的血液都得經過這裡過濾掉身體不要的新陳代謝所產生的廢物，它還是調整體內水分、電解物、酸鹼度、血壓、製造紅血球激素及協助製造維他命 D 等等的重要器官。如果因為某些原因使得腎臟細胞長期受到嚴重傷害，將直接影響它的功能，使得身體內的廢物累積並引發多種身體功能的問題，這就是腎衰竭[註1]。

　　一般常將這病症分為急性及慢性腎衰竭兩大類以便利探討它發生的原因。造成急性腎衰竭的原因可分為：腎前性、腎因性及腎後性三大類。其中以腎前性最為常見，主要是指流入腎臟的血流不足，使得大量腎臟細胞缺氧所引起損傷，原因包括體液不足、心臟輸出功能不足及腎血管調節異常等等。常見因素包括腸胃出血、脫水、利尿劑過量、心臟衰竭、心律不整、藥物排斥、高血鈣、抗生素等等。第二類為腎因性，主要是指腎臟本身的組織受傷，而使功能喪失，原因包括急性腎絲球疾病、

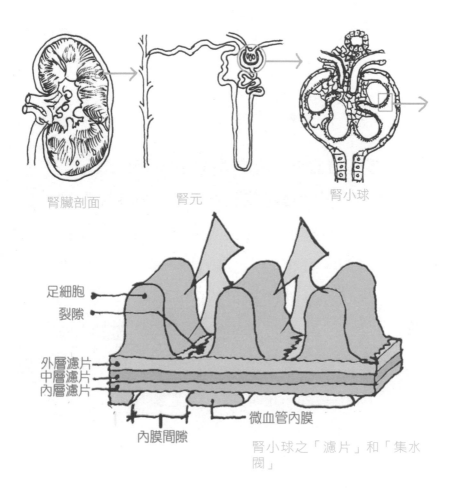

腎臟剖面　　　　腎元　　　　　　　腎小球

足細胞
裂隙
外層濾片
中層濾片
內層濾片
內膜間隙　　　　微血管內膜
腎小球之「濾片」和「集水閥」

急性腎小管壞死、急性間質性腎炎及腎血管阻塞。
常見因素包括自體免疫疾病、病毒或細菌侵害、過
度毒素、藥物、腫瘤等等。第三類為腎後性，主要
是指因泌尿道阻塞，使得尿液回流傷害細胞組織，

而破壞腎臟功能，原因包括輸尿管阻塞、膀胱阻塞及尿道阻塞。常見發生病症包括：結石、腫瘤、前列腺肥大、前列腺癌等等。

慢性腎衰竭是指腎臟細胞逐漸的破壞減少，以致剩餘的腎臟功能無法負擔體內的衡定狀態。它的發生原因常與急性腎衰竭大同小異，可是卻以緩慢、長時間、反覆的進行破壞腎臟，這會使得患者在無防備狀態下造成不可逆的傷害。常見原因包括慢性腎發炎、糖尿病、高血壓、痛風、紅班性狼瘡、多囊性腎囊腫、泌尿道結石及腫瘤、長期使用藥物及毒物（抗生素、止痛藥、重金屬等）。

從上面醫界常用的致病原因，只能大概地瞭解一般的腎衰竭病灶分類。要真正對腎衰竭進行觀念性革命之前，就非得先瞭解一下它的核心構造不可。我們都知道腎臟的主要功能是過濾，如果我們將腎臟的過濾流程比喻成一具濾水器一樣，那裡頭

至少會有個多層的濾網及集水閥這兩個裝置。這腎臟也相同，過濾的核心位置就在腎元中的腎小球這個部位。放大看這個小球裡面就只有一團微血管加上包圍著它的腎小管所構成。血液就是先從微血管滲透出來，再經過三層由特殊膠原蛋白組成的網狀濾片，最後從一層緊密包圍它們像集水閥稱為「足細胞 podocyte」之間的裂隙中溢出來[註 56,57]，這些就是我們所知道的尿液。

問題就是出現在當微血管的血壓不夠或血液流量不足時，根本就滲透不過這些「濾片」和「集水閥」。於是就透過命令那些位於進出血液的小動脈之間，專門用來偵測血壓血流的感應細胞，稱作：腎絲球旁器，釋放腎素等賀爾蒙，來讓血管收縮或增加水份以讓壓力變高，以便讓「過濾」這項重要動作繼續進行[註 58]。這也是心臟無力所引起高血壓的最基本方式。同時也由於血壓不夠或血流不足時，腎小球會發生缺氧現象，感應細胞（腎絲球

旁器）就會釋放紅血球生成素（EPO）＊，刺激骨髓加強製造紅血球以利攜帶多一些的氧氣[註 59]。但是隨著紅血球數量變多後，血液就變黏稠濃濁，流速變差並且更容易形成血栓而使腎小球內的微血管梗塞。

　　最新的研究發現，腎臟缺氧除了會造成高血壓及紅血球增多之外，更會讓腎臟細胞形成纖維化甚至腫瘤化[註 60]，有點類似前二章的癌症過程所講的一樣。同時缺氧也會讓這些「濾片」變厚，並且讓「集水閥」的出水孔變大或堵塞住（畢竟這些細胞更需要氧氣進行過濾工作）[註 61]。這時當腎小球的過濾功能漸漸損壞，過濾量就會急速下降造成所謂的腎衰竭，同時血液也因為管路堵塞不通而改流到其他功能尚好的腎小球部份，但是這時的血壓也將因此大幅度的升高，造成所謂的腎性高血壓的發生，加速地讓腎臟走向惡性循環的不可逆衰竭！

EPO:Erythropoietin

致病原因

如果讀者已看過前面幾章節的內容，或許已猜出來腎衰竭的主要原因仍然是【缺氧】！一般來說，長期的原發性高血壓都是用治標方法來應付它，也就是以擴張血管的方式，減少「手臂」上的血壓指數，而不必探究它發生的來源及後續可能會引發那些問題，畢竟那是另一個科室的生意以及更大商機的所在。

現行標準對付腎衰竭的降壓藥物大多數以血管張力素轉化酶抑制劑（ACE-I）為主，再視病人狀況輔以其他類型的血管擴張劑或利尿劑[註62]。可是問題就出現在血管張力素轉化酶抑制劑的「推」和「拉」的作用上。由於血管張力素轉化酶抑制劑除了會將腎臟的腎絲球旁器所放出的下游訊息阻斷，讓小動脈呈現不收縮的狀態之外，同時還會「保護」身體另一種自動分泌擴張血管的因子：緩動素

（bradykinin）不受分解，而讓血管更加擴張[註63]。也是因為這種雙重擴張血管的效應，讓血管張力素轉化酶抑制劑成為高血壓及腎臟病的首要用藥。

但是由於緩動素會明顯增加微血管通透性（意思是會滲漏），使得原本不該滲出的較大物質（例如蛋白質等）有機會跑出血管外面。這將引起發炎的反應，使得身體派出抗體及免疫細胞攻擊之外，並且很快的就會增生纖維將這區包裹起來，很多腎小球也因此失去功能[註64]。另外蛋白質等大物質的滲透，也使得腎小球內的「濾片」很快的就被堵住，有些專門愛咬碎膠原蛋白的酵素（例如MMP等）就將這些「濾片」破壞殆盡[註65]，使得

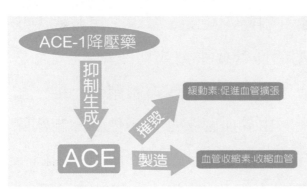

血管張力素轉化酶抑制劑（ACE-I）的「推」和「拉」雙重作用

尿液裡含有大量的蛋白質，也就是各位耳熟的蛋白尿現象。這也是為什麼只單獨使用這血管張力素轉化酶抑制劑降壓藥物，就能在三年內發生 4.2 倍末期腎衰竭率的主因吧[註53] ！

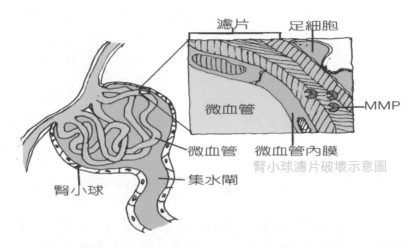

腎小球濾片破壞示意圖

　　如果單一使用這血管張力素轉化酶抑制劑也就認了，長期的又再合併血管收縮素受體阻斷劑（ARB）這種強力降血壓藥物來降血壓時，就像前二節所述說的讓原本就像用手略招緊來調節供水的水管，突然地鬆手一樣：水流量及壓力自然變少了。同樣地，當全身的小動脈一再被強迫擴張之後，壓力及血流就會陡然的降低，這將使得腎絲球旁器，

不斷釋放腎素也得不到回應。腎小球中的微血管血壓將達不到通過「濾片」的滲透壓力，尿液量當然會顯著的減少，腎元後端的細胞也相對處於缺氧的狀態之下。

生命往往在山窮水盡之時，總有柳暗花明的辦法！當腎臟放出的加壓訊號不斷的被降壓藥中途劫殺，使得體內尿酸、尿素、肌酸酐等等廢棄物越來越濃之時，為了身體活下去，於是便會大量分泌一種叫作MMP的「剪刀手」，將這膠原蛋白的「濾片」捅出幾個大洞，讓這些廢棄物快一點排出[註66]。只是這種作法同時也會讓血液中蛋白質也跟著流失掉，所以尿尿時容易起泡泡混濁，甚至於有血尿溢出！不用懷疑，腎臟功能已在快速衰退中了！

所謂天作孽猶可違、人作孽不可活，大多數心血管功能不好的人，一般除了長期使用降血壓藥物之外，還會使用抗血小板藥物如阿斯匹林，或消

炎藥物如乙醯胺酚（普 X 疼等）等預防中風及心
肌梗塞等病症。這些藥物基本上都屬於非類固醇消
炎藥物（NSAIDs），它們藉由抑制細胞的前列腺素
分泌，而不讓血小板凝結、不分泌發炎物質等動作
來達到功效[註 67]。但是由於腎臟要分泌腎素必須仰
仗這前列腺素的刺激才能作用。這些非類固醇消炎
藥物很有效就可以將前列腺素消滅，腎素分泌也因
此大幅減少，小動脈不再收縮[註 68]。因此當同時合
併降壓藥使用時，會讓流進腎小球的血壓更低到不
足以過濾血液的地步。身體為了生存只有走上前一
段所描述的方法求出路，結果反而加速破壞腎臟造
成不可逆的腎衰竭！

從末梢治標到世界第一

我們台灣有很多值得驕傲的地
方，這裡的人民勤奮敦厚待
人和善，這裡的科技發達人才充

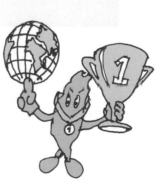

沛，但是同時也有一項紀錄幾乎是遙遙領先群國，保持世界第一而且屹立不搖，那就是洗腎的發生率及盛行率！更令人驚訝的是，造成這項紀錄的主要推手竟然是我們的全民健保制度[註69]！

2008 年 7 月，歐洲重要的洗腎醫學專業雜誌上（Nephrol Dial Transplant）發佈了一份重要的腎衰竭臨床研究。內容針對台灣在全民健保實施前後的腎衰竭發生率、盛行率甚至死亡率進行研究。結果發現在健保施行五年後，腎衰竭的發生率成長了二‧六倍，盛行率成長達三‧五倍之高，死亡率更

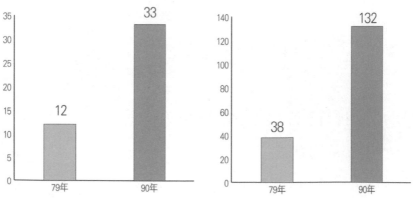

台灣腎臟病末期人口/十萬人　　台灣洗腎人口/十萬人

全民健康保險施行前後洗腎發生率與盛行率比較

是增加到二倍以上！這些統計發現，明顯的名列世界第一[註70]。

　　讀者或許會問難道是我們台灣人的腎臟在健保開辦之後就突然變差了嗎？或是我們台灣人喜歡享受政府「福利」，刻意地沒事去洗洗腎臟的SPA？還是如同研究人員所臆測是因為台灣洗腎技術進步，病人累積存活增加，所以累積人數越來越多？我想聰明的讀者不會同意這些結論，甚至於有些人看完前一節後，已經發現了可能的核心問題所在：降壓藥，不用錢！

高血壓就診人數/十萬人　　　　　癌症就診人數/十萬人

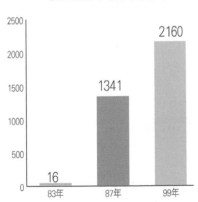

全民健康保險施行前後高血壓就診人口與癌症就診人口比較

－ 由於全民健保的實施，使得醫療的資源被人們加速利用，尤其當醫藥齊頭式的公共化之後，原本檯面上已獲得的商業利益，自然的就得轉入大鍋飯的模式。要謀求利益就得「濫用」這公共資源，才可能得到較多的回報。因此在「施者」刻意的照顧鼓勵推動下，以及在「受者」擔心害怕及享受福利心態下，十幾年來這些降壓藥物耗損的用量及金錢，都穩穩地坐上第一名寶座[註71]！依衛生署的統計資料，在健保實施前一年（民國 83 年）高血壓就診人數為每十萬人 144 人，可是在全民健保實施後三年（民國 87 年）高血壓就診人數為每十萬人 8,245 人，足足攀升了 57 倍之多！到了民國 99 年時，高血壓就診人數為每十萬人 13,583 人，更是高達 94 倍之離譜數據！如果要論世界排名，那這項「台灣奇蹟」才真正是世界第一！[註72,73,74]

各位讀者如果因為身體強壯，只有輕微的高

血壓並且很僥倖地逃過了腎衰竭或者洗腎的威脅，那也先別太高興，因為還有一塊更慘的烏雲緊接著飄了過來，那就是腫瘤或是癌症。依衛生署的統計資料，在健保實施前一年（民國83年）癌症就診人數為每十萬人16人，可是就在全民健保實施僅僅三年（民國87年）癌症就診人數為每十萬人1,341人，足足飆高到84倍之多！到了民國99年時，癌症就診人數為每十萬人2,160人，更是像搭火箭一樣地飆到135倍之譜！註72,73,74

　　在前面「降壓藥造成癌症的原因」及「降壓藥造成腎衰的原因」的兩節中，我們已經很「科學」的瞭解了降壓藥和這兩者之間的因果關係，但是要「種下」這麼徹底的因，環顧世上卻僅發生在這「台灣經驗」之中。記得我旅居在國外的時候，平常的發燒感冒等小病，除非已經嚴重到不行了，否則即使花了很貴的診療費看醫生，診斷及討論講解很久之後，常常也只是交待要多喝水、多休息、

注意飲食及加強保養等等建議，甚麼藥也沒有開！然而一旦任何人被診斷為急症或重症之時，很快的就會被安排到醫院裡做更進一步的檢查治療，從頭到尾不需花錢！相反的，在台灣的現有體制之下，人們常常將高血壓當作成一項「生意」來看待，而且由於是公家買單，「客戶」看病只要花個小錢而且一次就可以拿到二、三個月特大包不用錢的藥，「客戶」覺得滿意、「商家」口袋也高興，要換作是讀者來做這門「生意」的話，誰不希望將它做得又大又久呀！

　　從上面的這些分析及討論，我們已經可以也看到問題的所在，一方是醫學觀念、另一方則是醫療制度。由於我既沒有拿刀的資格（醫師）也沒有拿槍的權力（官僚），因此制度上的革命就留給諸位讀者大人們看著辦，而觀念上的革命就讓我的研究團隊用科學的方式貢獻一些心力！

第四章

方法革命

救急與救窮：
從「本末導治」開始

對於這些已經習慣「捨本逐末」的族群來說，當決定開始
要「捨末逐本」之際，一定必須先持續的「救急」一陣子，
同時地並讓自己施行「救窮」的方法。這「救窮」也就是強本：
強化心臟的功能，才是我們身上真正的「本」。

§ 方法革命：

救急與救窮

從「本末導治」開始：

看完前面兩章的讀者大概已經明白，高血壓主要是一種症狀的傳達，而不能將它只當成是一種「病」。這就像是頭痛並不是一個「病」，而可能是神經不當刺激、腦血管發炎等等因素所致的情況一樣。從前面簡單的血壓公式已經明白的知道血壓主要是由兩項因素所控制，一個是血管阻力、另一個則是心臟供血量。一開始是由心臟這裡發生了問題，使得血管不得不收縮來維持身體所需。但是長期收縮讓阻力變大了之後，心臟的負荷也越加沉重，打出的血量逐漸減少，血流變慢、

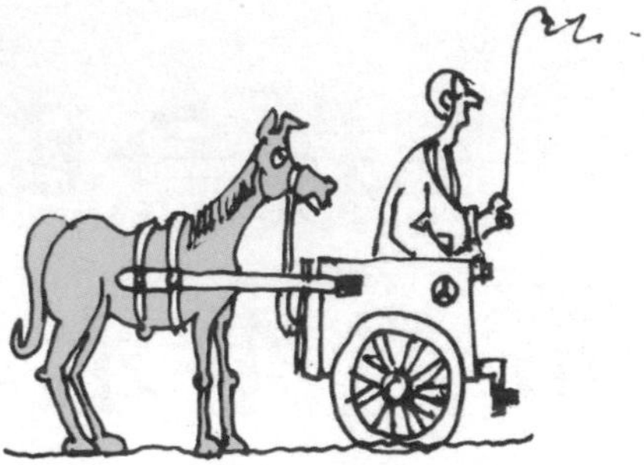
本末導治

淤塞的情況就會漸漸形成，使得身體走向惡性循環之路！

如果我們將一切起因的心臟當成是「本」，而將下游的末稍小血管看成是「末」的話，理論上應該要先治本再治末才對。但是對於一位已經使用降血壓藥物的人，則必須先從「本末導治」開始，也就是既要「救急」又必須「救窮」。因為這些血管擴張劑所扮演的降壓藥，雖然長期會造成惡性循環及潛在致命的缺點，但是一旦立刻停用它們的話，對於血管還有些彈性的人（還沒硬化者），血管將很快的收縮，造成血壓急速的升高，這種反彈的破壞力有時比那些開始就沒使用者還更嚴重，這也是「商家」們認為你逃不出他們手掌心的主要原因。

因此對於這些已經習慣「捨本逐末」的族群來說，當決定開始要「捨末逐本」之際，一定必須先持續的「救急」一陣子，同時地並讓自己施行

「救窮」的方法。
這「救窮」也就是
強本：強化心臟的
功能，才是我們身
上真正的「本」。

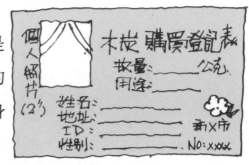

先用這雙軌併行的
策略，從「本末導治」開始，才有可能談得上正本
清源的救回失去已久的健康以及脫離魔掌的控制！

活源強本

既然我們已經瞭解了「強本」其實就是強化心臟
的功能，那我們就用科學一點的方法來看看應
該如何強化。之前提過血壓的目的，是為了讓在微血
管裡有充足的氧氣及養份，提供所有細胞正常獲取所
需並能健康的生活。因此先讓我們再回到簡單的血壓
公式：

血壓 = [1]心臟供血量 x [2]周遭血管總阻力

　　正常狀況下微血管內的血壓一定要保持恆定的壓力，因此正常人的血壓、心臟及血管都處在一個微妙又良好的平衡狀態之中。如果我們能夠稍微的加強心臟的供血量，依照上面這簡單的等式，那麼身體就會透過一系列的調控機制讓血管舒張鬆脫一些，因而降低血管的阻力，這才是正向的調壓方式。

　　又由於心臟供血量是等於「每分鐘心跳次數」x「心臟每次射出血量」，心跳次數如果偏高則會讓這顆「人肉引擎」提早磨損。因此要加強心臟供血量的唯一正途就是增加每次的射出血量，也就是在不增加細胞耗能的條件下加強心臟的收縮力！可是這項既要不耗能、又要讓心臟力變強、同時還得兼顧像保護引擎般的抗氧化功能、另外又能消除油管堵塞一樣的抗血栓功效等等的「上上籤」該如何找得呢？不急！先讓我們從釐清一項比尋求它更重要的觀念著手吧！

人體三階段

大概十幾年前我就想過，我最多活到 90 歲就已經很夠本了，也因此在那時，我已經將我的人生切割成像是一天一樣的四個階段：三十幾歲以前就像是早上一樣地努力學習和工作；到了中午的時候，吃吃飯，休息一下讓下午更有精神，這就是我移民出國又重新念書的時段；到了下午時光，又是

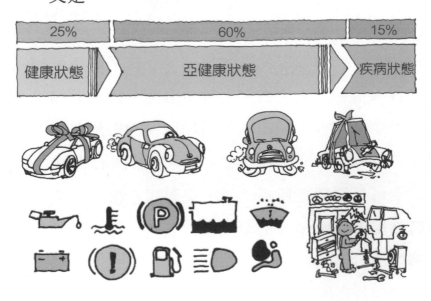

人體三階段概念區分

另一場聚精會神的打拼時刻；直到六七十歲退休時，就如同下班後的黃昏時光，要是有精力有體力時，我將可以活蹦亂跳地享受一天努力的成果，再帶著微笑入眠；如果下班後就累到不行時，了不起就只能守著電視邊聽噪音不安的昏睡！這是我的人生區隔，那讀者們呢？

　　據估計，大概有 25% 以上的人是處於健康狀態；同時也有 15% 左右的人口則是在真正疾病的陰影威脅之下活著；剩下的 60% 上下的人是屬於所謂的「亞健康」慢性缺氧族。理想的人類社會應該是讓那些疾病的人口「進廠」修理一番之後，再回到「亞健康」狀態的族群。同時更要設法避免讓那些廣大慢性缺氧的「亞健康」族，走進診所醫院這類「人體修理廠」。當然如果還能夠將那些「亞健康」族，多推一把讓他們回到多一點有氧代謝的健康一族時，那就真是功德無量了！

方法革命：本末導治

　　問題就出在經營人體修理廠的老板和員工人人都想賺大錢，於是不要說那些已進廠修理的「老客戶」不能讓他們跑掉，即便是「亞健康」的族群也是他們加強行銷擴大版圖的新興人肉市場。在這種以「修理廠」為主的觀念及技術之下，如果讀者還期望跟他們談談健康保養的觀念，常常只能換來「早期檢查、早期發現、早期治療、早點投 X」這幾十年來不變的口號！

　　再回來看看如同前面已經討論過的高血壓，它是我們身上所發出慢性缺氧的「症狀」訊號而非「病症」，它主要是反應出我們的心臟力開始不好了，或者有些管路開始堵塞了。這就如同我們的頭髮白了、皮膚皺了、等等這類的警訊，是屬於長期慢性缺氧族群的特徵。如果要用短期的「修理廠」手段，那盡可用血管擴張劑、染髮劑、拉皮手術等方法來治標地掩飾消除這些警訊。但是如果要延長它「進廠修理」的時間，甚至於將它往回推到健康

區隔之中的話，就必須用非藥品、非手術的積極保養方法不可！

 曙光初現

 古的素材，新的科技：

要徹底解決慢性缺氧型高血壓的威脅，除了要在成因上、在觀念上要進行徹底改革之外，更重要的還得要在原料及科技上全部更新。由於現有全部的降血壓藥物都不是地球上原有的物質，而是人類運用機率＋合成所得的產物，加上它們的是以短線消彌升高的血壓數值為目標，長期使用反而導致細胞組織更加缺氧而因此導致更嚴重的高級疾病。因此要進行高血壓的方法革命就得從古老的自然素材裡頭，運用新的生物給氧技術著手。

如果用『天生我材必有用』來形容大自然的神奇，那麼當我們身體處在慢性缺氧所誘發高血壓的情況

時，也能夠從許多常見的食物及營養物中，提煉出對抗缺氧誘發因子，以及被它所誘發出的血管收縮問題，還有之後惡化所衍生的血管增生因子、間質破損因子、沾黏因子、發炎因子、基因停頓因子等等相關病因的有效物質。

　　在本節中我除了將幾項常見的蔬果食品及其他輔助性、特用性的植物萃取物或維生素等材料對缺氧型高血壓有幫助進行篩選之外，它們必須還能夠具有補充現有降壓藥物先天幾樣重大缺陷：1.血壓反彈　2.心跳增快　3.血栓增加　4.腎元破壞　5.肝負荷加大等功能，這些研究都提供給讀者自行參考及調配使用。

❋ 幫助缺氧型高血壓的一般食物

蘋果，含有大量的花青素(Cyaniding)，花青素對於缺氧所誘發血管收縮素轉化酶活性所誘

發的缺氧型高血壓形成具有明顯的抑制作用[註 1]。

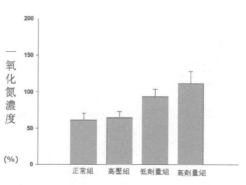

蘿葡，含有大量的蘿葡硫素 (Sulforophane)，蘿葡硫素對於缺氧所誘發血管收縮素轉化酶活化所形成的缺氧型高血壓具有明顯的抑制作用[註 2]。

葡萄，含有大量的原花青素 (Procyanidin)，原花青素對於缺氧所誘發的血管收縮素原的分泌及所誘發的缺氧型高血壓具有明顯的抑制功能[註 3]。

蘆筍，含有大量的二氫蘆筍酸 (dihydroasparagusic acid)，二氫蘆筍酸對於腎臟缺氧所誘發的血管收縮素轉化酶活性升高所誘發

的缺氧行高血壓具有明顯的抑制功能[註4]。

蒜頭，含有大量的 S- 烯丙基半胱氨酸 (S-allylcysteine)，烯丙基半胱氨酸對缺氧所引發的血管發炎因子及血壓升高因子具有明顯的降低功效[註5]。

西瓜，含有大量的隱黃素 (beta-cryptoxanthin)，隱黃素對於大腦神經缺氧所引發的醛固酮類分泌及缺氧型高血壓具有明顯的調節功能[註6]。

苦瓜，含有大量的葫蘆烷三 (cucurbitane triterpenoids)，葫蘆烷三 對於缺氧所誘發的血管內皮細胞的發炎因子 COX-2 及血管收縮素轉化

酶具有明顯的抑制功能[註7]。

薑，含有大量的薑醇 (gingerol)，薑醇對於缺氧所誘發的血管張力素一型轉化酶具有明顯的抑制功能[註8]。

蘿勒，含有大量的三裂鼠尾草素 (Salvigenin)，三裂鼠尾草素對於腎臟缺氧所引發血管收縮的腎性高血壓具有明顯的調降功能[註9]。

薑黃，含有大量的薑黃酮 (turmerone)，薑黃酮對於糖尿病的缺氧因子所引發的低密度膽固醇氧化及血管收縮素轉化酶活性具有明顯的抑制功能[註10]。

椰肉，含有大量的去氫茯苓酸 (Dehydropachymic acid)，去氫茯苓酸對於高鈉鹽所引發的血管收縮及缺氧型高血壓具有明顯的調節功能[註11]。

楊桃，含有大量的半乳糖醛酸 (galacturonic acid)，半乳糖醛酸對於缺氧所誘發的發炎因子及缺氧型高血壓具有明顯的抑制功能[註 12]。

萊姆，含有大量的檸檬苦素 (limonin)，檸檬苦素對於缺氧所誘發的血管張力素二型轉化酶及缺氧型高血壓具有明顯的抑制功能[註 13]。

黃豆，含有大量的金雀素黃酮 (Genistein)，金雀素黃酮對缺氧所誘發心臟功能損耗及血管收縮具有明顯的抑制功能[註 14]。

番石榴，含有大量的山奈酚 (Kaempferol)，山奈酚對於缺氧所誘發的血管張力素一型轉化酶

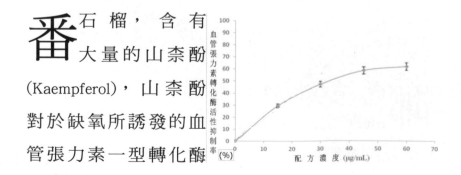

活性及缺氧型高血壓具有明顯的抑制功能[註 15]。

桑葉，含有大量的 1- 氧野尻霉素 (1-Deoxynojirimycin)，1- 氧野尻霉素對於缺氧所誘發的血管內皮細胞 eNOS 及血管收縮具有明顯的抑制功能[註 16]。

桃子，含有大量的多花苷 (multiflorin)，檸檬苦素對於缺氧所誘發的血管張力素二型轉化酶及缺氧型高血壓具有明顯的抑制功能[註 17]。

山藥，含有大量的甲基原薯蕷皂苷 (Methyl protodioscin)，甲基原薯蕷皂苷對於缺氧所引發的血管

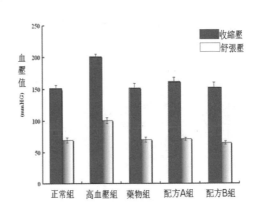

內皮素濃度及缺氧型高血壓具有明顯的抑制功能[18]。

芹菜，含有大量的芹菜素 (Apigenin)，芹菜素對缺氧所引發的血脂異常及缺氧型高血壓具有相當改善功能[19]。

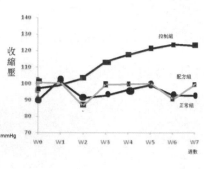

松茸，含有大量的松茸多肽 (polypeptide)，松茸多肽對於缺氧所引發的血管張力素轉化酶及缺氧型高血壓具有明顯的抑制功能[20]。

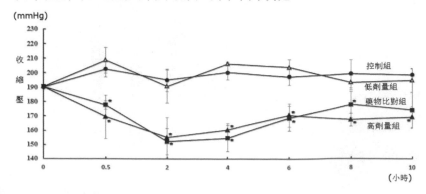

芋 頭，含有大量的的中文意思：牡荊素（vitexin），牡荊素對於缺氧所引發的血管鈣離子通道活性

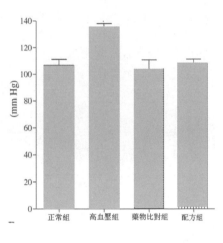

及缺氧型高血壓具有明顯的抑制功能[註21]。

肉 桂，含有大量的甲氧基桂皮酸（methoxy cinnamic acid），甲氧基桂皮酸對於缺氧所引發的血管一氧化氮濃度減低及缺氧性高血壓具有明顯的抑制功能[註22]。

木 瓜，含有大量的槲皮素（Quercetin），槲皮素對缺氧誘發的血管張力素轉化酶活性及缺

氧型高血壓具有明顯抑制功能[註23]。

橄欖，含有大量的水合酪氨酸（hydroxytyrosol），水合酪氨酸對於缺氧所引發的血管收縮及缺氧性高血壓具有明顯的抑制功能[註24]。

花椰菜，含有大量的蘿蔔硫素（Sulforaphane），蘿蔔硫素對於缺氧腎臟所誘發的缺氧型高血壓具有明顯的調節功能[註25]。

胡椒，含有大量的月桂烯（myrcene），月桂烯對於缺氧所引發的血管張力素一型轉化酶活性及

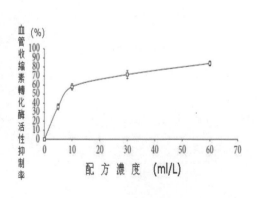

缺氧性高血壓具有明顯的抑制功能[註26]。

紅石榴，含有大量的安石榴　(Punicalagin)，安石榴　對於缺氧及糖尿病所引發的血管張力素二型轉化酶及缺氧型高血壓具有明顯抑制作用[註27]。

玉米鬚，含有大量的尿囊素(Allantoin)，尿囊素對於缺氧所引發的細胞間質的積水濃度及缺氧性高血壓具有明顯的抑制功能[註28]。

❀ 幫助缺氧型高血壓的維生素及礦物質

維生素 A，對於妊娠時期嬰兒及母親的腎臟細胞數量及大小具有決定性的發展。對於腎臟缺氧所誘發缺氧型高血壓具有明顯的調節功能[註29]。

維生素 B3，對於腎臟退化時期的腎元細胞在有氧呼吸過程中

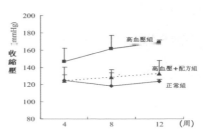

能輔助三羧酸循環及電子傳遞鏈的能量轉換功能。維生素 B3 對於腎臟缺氧所誘發腎素濃度及缺氧型高血壓具有相當的抑制效果[註 30]。

維生素 B6，對於血紅素的生成過程中必須依賴維生素 B6 的轉換才能形成帶氧功能。維生素 B6 對於酒精代謝所誘發的血管收縮而導致的缺氧行高血壓具有明顯的抑制功能[註 31]。

維生素 C，具有輔助血紅素與二價鐵及氧分子結合力的作用，維生素 C 對於肺部缺氧所導致缺氧型高血壓具有明顯消除的功能[註 32]。

維生素 D，對於平滑肌細胞的鈣離子吸收代謝及收縮強度具有輔助調節功效。維生素 D 對於缺氧所誘發血管收縮及缺氧型高血壓具有明顯的抑制功能[註 33]。

鎂化物，所含鎂元素對於一氧化氮合酶 NOS 對血紅素代謝中所形成亞硝酸化合物具有抑制功能。鎂化物對血管內皮缺氧所引發的缺氧型高血壓具有明顯抑制的功效[註34]。

鋅化物，所含鋅元素對於腎元細胞的活性及水分排除具有功能。鋅化物對於腎臟缺氧所引發血壓升高的缺氧型高血壓具有明顯的抑制功能[註35]。

牛磺酸，為半胱氨酸的衍生物也是膽汁的主要成分，牛磺酸對於缺氧所誘發缺氧型高血壓具有明顯的抑制功能[註36]。

白胺酸，為人體不能合成的必需胺基酸之一，白胺酸對於缺氧所誘發的缺氧型高

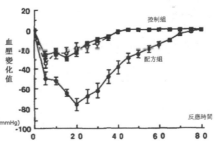

血壓具有明顯的抑制功能[註 37]。

❁ 幫助缺氧型高血壓的植物萃取物

三木果，含有大量的鞣花酸（Ellagic acid），鞣花酸對於缺氧所引發血管內皮慢性發炎因子 TNF-α，以及肺部缺氧型高血壓具有明顯的調節作用[註 38]。

山楂，含有大量的羥基苯丙烯(hydroxycinnamic acid)，羥基苯丙烯對於缺氧所誘發的血管內皮細胞 eNOS 及缺氧型高血壓具有明顯的調節功能[註 39]。

玄參，含有大量的環烯醚　苷 (iridoid glycoside)，環烯醚　苷對於缺氧所誘發神經細胞激化血管平滑

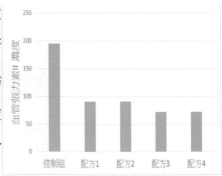

肌訊號具有阻斷作用，因而對缺氧型高血壓具有明顯的調節功能[註 40]。

丹參，含有大量的丹參二酮 (Tashinone IIA)，丹參二酮對血管平滑肌細胞具有減低鈣流進以及增強心肌的收縮力功能，因而對缺氧型高血壓具有明顯的調節功能[註 41]。

白芍，含有大量的芍藥內酯苷 (Albiflorin)，芍藥內酯苷對於缺氧所誘發血液中一氧化氮

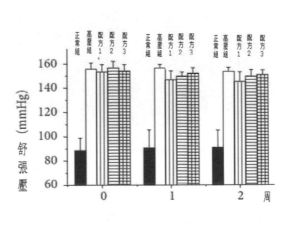

濃度及缺氧型高血壓具有明顯的調節功能[註 42]。

伏牛花，含有大量的齊墩果酸 (oleanolic acid)，齊墩果酸對於缺氧所誘發血管內皮素濃度及缺氧型高血壓具有明顯的調節功能[註43]。

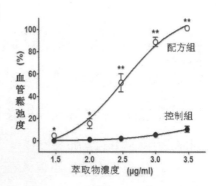

白芷，含有大量的東莨菪 (Scopolin)，東莨菪 對於缺氧所誘發血管平滑肌細胞鈣離子通道以及缺氧型高血壓具有明顯的調節功能[註44]。

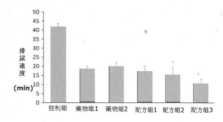

決明子，含有大量的白藜蘆醇 (Resveratrol)，白藜蘆醇對於腎臟缺氧所誘發的缺氧型高血壓具有明顯的調節功能[註45]。

杭白菊，含有大量的蒙花 (linarin)，蒙花對於缺氧因子所引的缺氧型高血壓具有明顯

的調節功能[註46]。

紅景天，含有大量的紅景天　(Salidroside)，紅景天　對於缺氧所引發神經細胞對血管平滑肌的刺激及缺氧型高血壓具有明顯的調節功能[註47]。

洛神花，含有大量的的中文意思：翠雀素(delphinidin)，翠雀素對於缺氧所誘發的缺氧型高血壓具有明顯的調節功能[註48]。

紅山楸梅，含有大量的綠原酸(chlorogenic acid)，綠原酸對於缺氧所誘發的缺氧型高血壓具有明顯的調節功能[註49]。

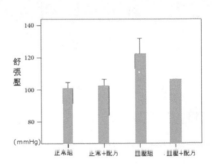

諾麗，含有大量的白楊素 (Chrysin)，白楊素對於缺氧所誘發缺氧型高血壓具有明顯的調節功能[註 50]。

藏紅花，含有大量的 水 花 色素 (Anhydrosafflor)， 水 花 色素對於缺氧所誘發的的血管內皮細胞 eNOS 及缺氧型高血壓具有明顯的調節功能[註 51]。

西洋耆草，含有大量的青蒿素 (Artemisinin)，青蒿素對於缺氧所誘發血管張力素轉化酶活性及缺氧型高血壓具有明顯的調降功能[註 52]。

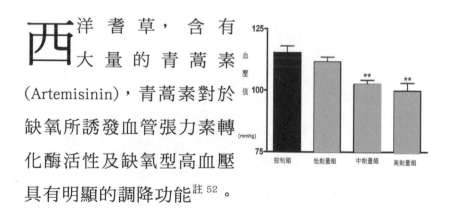

葛根，含有大量的葛根素 (Puerarin)，葛根素對於缺氧所誘發的血管內皮細胞 eNOS 活性及缺氧型高血壓具有明顯的調節功能[註53]。

第五章

治本之道

將本求「力」
浩然正「氣」
以柔克「剛」

對於血管中堵塞的粥狀油瘢或爛耙血塊，就必須運用「以柔克剛」的概念才可能將它們消弭，畢竟「天下莫柔弱于水，而攻堅強者莫之能勝，以其無以易之。弱之勝強，柔之勝剛，天下莫不知，莫能行」──『道德經』

§ 治本之道

各位大概都聽過所謂「約法三章」這個詞及內容裡的 18 個字，可是在歷史典故上，這卻是漢朝能替換掉秦朝的革命基石！從第一章的原因革命、第二章的觀念革命及第三章的方法革命中，我已經盡可能的簡化文字，將這些年來的研究發現，推翻各位既有的認知。這裡我將用簡略的革命方式，說明高血壓的治本之道！

✿ 從心做起、將本求「力」

相信讀者們從前面發生的三個革命裡，已經瞭解血壓的根源就在心臟，而高血壓的發生就是心臟輸出力減弱的表現症候之一，因此加強心臟力量就成為高血壓治本的第一要務！

　　由於心臟輸出是藉由心跳快慢及心臟收縮力強弱所構成，好的心臟因為力量強大，因此平靜時的心跳自然表現的和緩，運動時卻可比一般人的極限還高，或者壽命長，就像頂尖運動員或者烏龜、鯨魚之類。相反的，差的心臟因為力量不足，因此平靜時的心跳顯得急促，反而運動時卻比一般人還慢，或者壽命短，就像心衰老人或老鼠、兔子之流。

　　以加強心臟力的方法和一般擴張血管的方法治療高血壓時，在臨床的表現上依理論會有幾個明顯的特徵差異：

方法 / 特徵	加強心臟力的方法	擴張血管的方法
心跳速度	緩和趨勢	急促趨勢
初期血壓	略略上升	立即下降
長期血壓	和緩穩定下降	不穩定略上升
停用後血壓	持續穩定後再和緩上升	立即上升

然而目前科學界所發現的能夠增強心臟力量的方法，原則上只有兩類方法可用，其餘都有嚴重問

題[1,2,3]一類是透過抑制鈉鉀離子幫浦（Na^+/K^+-ATPase）這個機制，達到不用能量就可以增強心肌收縮的功效。只不過到目前為止，除了只有一種抗氧化的植物萃取物是長期安全可有效使用之外，其餘所有的物質（不論是天然或人造）都因為是類固醇的本質[4]，並不適合長期使用也不可以用來作為高血壓的治本使用！

第二類就是設法增加心肌細胞內的能量製造機，也就是粒線體的數量，讓心肌收縮時的能量加大。只可惜目前除了透過漸進式的運動（例如每日健走）鍛鍊心臟功能之外[5]，別無任何的藥物食品能夠幫忙，更遑論治療高血壓的根本！

✿ 天地之間，浩然正「氣」

東西方的文化自古就有很大差異，對生命的哲理上我們祖先較注重養生文化，而西方則是偏重抵抗病症，也因此所發展出的醫學思想也截然

不同。在養生的哲理上，孟子就明白的說過「吾善養吾浩然正氣」，並更進一步說「人在氣中，氣在人中，自天地至於萬物，無不須氣以為生者也，善行氣者，內以養身，外以卻惡，然百姓日用而不知焉」[註6]！那這祖先所謂的「氣」和高血壓的根治有甚麼關聯呢？

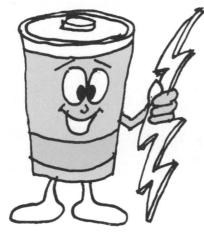

氣與細胞能量 ATP

記憶力不錯的讀者應該已發現，所謂的「氣」和我們前面所提的「氧」幾乎是同樣的東西。要獲得這個「氧」和拿個氧氣筒塞住鼻孔是 95% 不相關的，畢竟氣體從肺部進入之後就和呼吸系統無關了，之後的紅血球‧血紅素、心跳數、心臟力、血流速、血壓大小、血液酸鹼、管徑大小、細胞滲透力、粒線體數量等等因素都缺一不可，這些因素的

最終目的就是要讓 60 兆個細胞，製造出可維持生存的「錢」或「能」：ATP！

　　要養出「浩然正氣」就是要讓每個細胞都處於「有氧呼吸」的狀態；相反的，如果大部份的細胞得靠「無氧呼吸」存活，那就是中醫界常說又說不清所謂的「邪氣」，用很科學的名詞來說就是「缺氧」！所有的證據已明確的說明了，血壓升高的根本原因就是細胞缺氧所引起的初期反應。所以要針對高血壓治本，除了透過加強心臟力增加血流以獲得「正氣」之外，還必須讓細胞具有「省能」以抵禦「邪氣」的抗缺氧功效，也就是減少 ATP 的耗用。在這樣既開源又節流的雙重策略之下，「正氣」才得以長存！

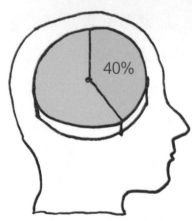

鈉鉀離子幫浦酶佔用大腦 40% 以上的能量

　　加強心力、增加血流來獲得「正氣」的開源治本方法已在上節裡說明清楚了，而真正具有耐缺氧功能的物質，則必須讓細胞在不影響正常功能之下減低 ATP 的耗損。以大腦來說，它每天約耗損身體 25% 的總能量（ATP）[註7]只是這抑制鈉鉀離子幫浦酶（Na^+/K^+-ATPase）就已佔用了大腦 40% 以上的能量[註8]只有透過抑制鈉鉀離子幫浦酶（Na^+/K^+-ATPase）才能有效的「省能」，進而幫助「正氣」長存！這個策略對於腦中風及心肌梗塞病症尤其具有治本效果。

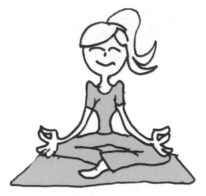

靜坐及氣功對高血壓有輔助治本的功用

　　另一類幫助「正氣」常存的方法，就是各位耳聞的「氣功」及「靜坐」，氣功主要是透過原本不被控制之迷走神經的意志介入，來調控血管與血流。而靜坐則是藉由調低腦波的運作，以

減少大腦、心臟或各器官的能量損耗。這兩者一則屬於開源，一則為節流的方法，都對高血壓有輔助治本的功用。

❀ 上善若水，以柔克「剛」

講完了高血壓起源的「將本求力」和終點的「浩然正氣」之後，接著再看看中間這段血路的「治水之道」。對於血管中堵塞的粥狀油瘀或癥疤血塊，就必須運用「以柔克剛」的概念才可能將它們消弭，畢竟「天下莫柔弱于水，而攻堅強者莫之能勝，以其無以易之。弱之勝強，柔之勝剛，天下莫不知，莫能行」——『道德經』[註9]。

　　第二章中已說明，在十幾萬公里長的血管中，難免會因破損而漸漸形成粥狀油瘀或癥疤。這過程中最關鍵的錯誤，就在巨噬細胞吞下氧化的低密度膽固醇變成泡沫細胞之後，因為回程的通路被阻斷，而被迫滯留在血管壁上！如果能適當的打開

回去的封口，讓這些活的、並且會移動的泡沫細胞，隨著血液流回到肝臟處理掉廢棄物，一切都將回歸於正常。由於形成封口的最重要物質，就是在缺口處扮演著鋼筋角色的組織纖維蛋白（Fibrin）[10,11]，因此只要設法減少一些組織纖維蛋白的形成或原料，那些被困在血管壁裡的工作員：泡沫細胞，自然就不會堆積並造成血管堵塞！

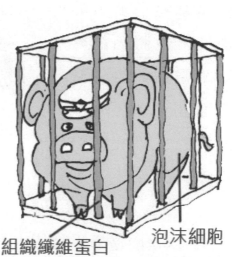

組織纖維蛋白

泡沫細胞

減少組織纖維蛋白原料可使泡沫細胞釋出而不堆積血管中

另外那些在血管裡到處游走，直接堵塞血管造成致命的血栓塊，才更需要用「以柔克剛」的治本方法將它化解。這些血栓塊的形成，其實和上一段裡形成封口的「癤疤」是同一個東西，只不過一

但不當的形成過大的癥疤之時，很容易的脫落並游離在血管之中。因此治本的方式只有減少一些組織纖維蛋白的原料，自然的將可以減少血塊，另外即便是那些已游離的血塊，也將因組織纖維蛋白的含量減低而剛性的不足，血塊也立刻在血中被沖散崩解。

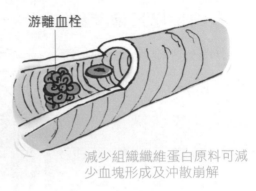

游離血栓

減少組織纖維蛋白原料可減少血塊形成及沖散崩解

以目前醫學界常使用的降血壓藥物，甚至大家熟悉的抗血小板藥阿斯匹林，經大部份的臨床研究發現，它們並沒有降低組織纖維蛋白的原料（組織纖維蛋白原 Fibrinogen）的功能[註12]。反而有趣的是，很多草本配方食品的人體臨床資料裡，卻可以明顯降低這組織纖維蛋白原的濃度。這除了符合所有心血管醫學對高血壓治本的最佳宗旨之外，更有本節中「以柔克剛」的養生哲理。

✿ 降低直接的危害發生（中風、心梗、心衰）

所有高血壓病人的惡夢，就是擔心血壓控制不好時，發生腦中風、心肌梗塞、心臟衰竭等嚴重急症甚至死亡！雖然目前所有降壓藥物的臨床統計，幾乎都聲稱比不使用者，可以有效的降低腦中風及心肌梗塞發生率，但卻絕不代表著『使用了這些藥物之後，就不再中風及心梗塞』！這說明了這些藥物都有著先天上的缺陷，那就是都以治標為基礎。更慘的是長期使用之後，只會加速心臟衰竭！這些都在第二章裡明白討論過。

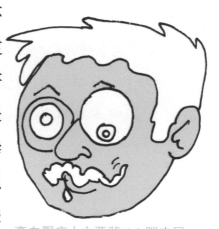

高血壓病人之惡夢 1：腦中風

　　雖然高血壓是引發腦中風及心肌梗塞的主要

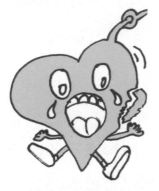

高血壓病人之惡夢 2：
心肌梗塞

因子之一，但並不代表血壓調降之後，就不會發生這兩項主要致命疾病，那是本末倒置的事！我父親也是因為陷入這樣的迷惑之下，以為長期服用降壓藥就沒事，豈料最終還是死於心肌梗塞之下！它們的發生，主要是由血管堵塞及游離血塊這兩大因素所引起的，要根本的解決，還是得用上一小節「以柔克剛」的策略，以減低組織纖維蛋白原（Fibrinogen）的方法，讓血栓和血管粥狀油瘢消弭於無形才可能奏效。

至於降壓藥物造成心臟衰竭的來龍去脈，已經在第二章裡很說明很清楚了。要積極的治本解決就只能靠增加心臟力來幫

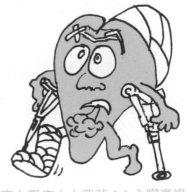

高血壓病人之惡夢 3：心臟衰竭

忙，當然同時適當的擴張血管，以減輕心臟的負擔也相當重要。在前面已經談過「從心做起、將本求力」的治本方法，以目前 ABCD 的降壓藥物，最多只能做到減輕心臟的負擔而已，長期使用反而適得其反。

✿ 降低間接的危害發生（癌症、腎衰、肝炎）

撇開能夠有效降低血壓與否，也不論是否因此會發生腦中風、心肌梗塞、或心臟衰竭，至少使用降血壓藥物不能和癌症、腎衰及肝炎等其他重大疾病連上關係，可惜的是，它們的確和這些病症有著密切的關聯！這些都在第二章及附錄資料中明白的被列舉說明。這主要的問題仍然是發生在它們的基礎治療觀念——治標。

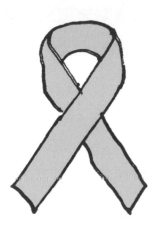

高血壓病人之惡夢 4：癌症

要對付甚至預防癌症及腎臟衰竭，必須先從它們的根源著手。癌症的絕大部份發展，是和『缺氧』有著密切的關係；同樣的腎臟衰竭也是和『缺氧』及『血壓不足』息息相關，而這兩項問題本質都是以擴張血管之治標式降壓的先天缺陷！要克服或補救缺陷，就必需動用到前面說的：「從心做起、將本求力」以及「天地之

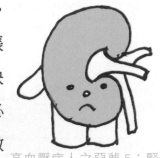

高血壓病人之惡夢 5：腎臟衰竭

間，浩然正氣」兩套的治本概念才能挽回。若是欲藉由運動來加強心臟的「力」及血管中的「氣」，則建議以持續不斷的有氧性運動（例如每日健走六千步以上）。我周遭許多這類疾病的朋友，在進行從內到外的搭配調整一小陣子之後，大多數人多年的藥罐子竟然不用再依賴，血壓、血脂及血糖等等指標也逐漸地回復到合理狀態，更重要的從他們的臉上映出的是健康的微笑希望！

綜觀目前所有的降壓藥物及合法的健康食品，若單就探討作用機制的角度去作評估，這樣的草本配方產品，不管在『力』及『氣』上面確實是比較符合高血壓的治本之道！不過停用後能否持續使血壓穩定，仍然是

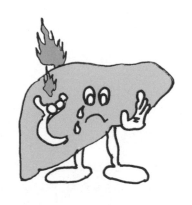

高血壓病人之惡夢 6：肝損害

這個產品的盲點。但是值得注意的是，它的肝臟發炎指數 GPT 值很明顯的下降，而一般的降壓藥物 GPT 或 GOT 肝指數，則是呈現普遍略升高趨勢。由於對抗高血壓常常就已經令人膽戰心驚了，千萬可不能再讓人生的色彩轉成黑白的世界！

第六章

後　記

天行健，
君子以自強不息

這讓「主流」的藥學與臨床醫學對所有的疾病視為敵人，
因此不是施以「刀槍」，便是投以「毒物」以求快、狠、準。
這就好像現在滿街的速食餐飲一般，只能對腸胃的饑渴投
予所好式的「商業化」，並讓人再度消費為目的。不消說，
當「利」字擺中間之時，道德誓詞自然置兩旁了！

§ 後記：天行健，君子以自強不息

說真的，我既非心臟科醫師也非中醫師，更甭談是腫瘤科、腎臟科等等醫療單位之背景出世，雖然我家人、親友曾經都因這個疾症所苦甚至過世，但我們最終也活了接近半百的歲月，何以非要自找麻煩地寫下這本與既有醫療行為完全不同觀念的書？我想就是心裡總是有一股打抱不平的態度及初生之犢的勇氣吧！

　　二千四百年前，西方醫學之父：希波克拉底，影響西方醫學以解剖與臨床為主流之醫師，並在古希臘時就以立下俗稱醫師誓詞的希波克拉底誓詞，成為幾千年來西方醫生傳統上行醫的道德規範起源[註13]。經過

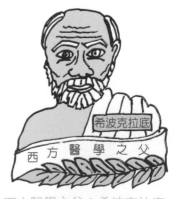

西方醫學之父：希波克拉底

兩千多年來的演變，隨著西方經濟、軍事與科學的崛起，使得這西方醫學成為了醫學的主流。只可惜這條發展的脈絡史是以解剖死人為主的唯物科學發展下去，這讓「主流」的藥學與臨床醫學對所有的疾病視為敵人，因此不是施以「刀槍」，便是投以「毒物」以求快、狠、準。這就好像現在滿街的速食餐飲一般，只能對腸胃的饑渴投予所好式的「商業化」，並讓人再度消費為目的。不消說，當「利」字擺中間之時，道德誓詞自然置兩旁了！

演化到今，醫院、診所藥局的開立與保險（含健保）的封閉型對價關係，藥物研發、器材製造的觀念與政府的「主流」態度等也是這樣。最具商業潛力的

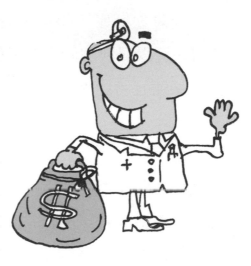

業績掛帥下之現有主流醫療系統

藥物以吃不死、醫不好、立見效之「治標」為首要目標（例如高血壓藥物），畢竟這最好賺。對醫師來說病人能多檢驗那就盡量多花一些，反正業績掛帥之下，病人也願意（保險給付）之下，皆大歡喜。再者，越是檢驗越有機會開刀進房，當然這對醫院上上下下自是雨露均霑，病人也能額手稱慶，畢竟眼中釘、肉中刺一次就刀入病除。也因此沒有人會知道病從那裡來，反正下次再長出時，再進醫院診所或藥局之時，只會隱約聽到「歡迎光臨」的嗡嗡刷卡聲，能不能出來就只能看病人的造化了！這也是為什麼急性病症（如細菌感染、病毒防範、外科傷害等）可以很快解除，但對於慢性病症，「主流」只能治標並且常能讓病人走入不可挽回的惡性循環裡！

　　至於「非主流」（例如中醫）從四千年前就以臨床診視活人輔以藥食同源為主，並加入內外在環境與自體機能運轉等協合平衡概念，而發展出特

有的運作系統（如氣血、經絡），只可惜這條發展的脈絡由於經濟、軍事與科學的落後，在現今打入「非主流」之列！現有中醫由於藥材、器材、教育方式與行醫環境等限制，雖然有尋求治本之態，但仍然無法適應現今社會的發展趨勢，只走向經驗學、考古學的框框之中，無法擺脫祖宗的陰影！

　　所幸近年來還有一些新興的醫學類相關科學，諸如分子生物學、基因學等等，在投入醫療體系後，隱然形成一股「不入流」的醫學，再藉由預防醫學的概念興起，或許可以將這些慢性疾病（心血管、腫瘤、代謝、生殖等等疾病），結合上述主流與非主流醫學的優點，尋求治本式的方法實現。

　　就像是我研究血管的動脈粥狀硬化一樣，它的形成大概需要 20-30 年左右，然而許多朋友仍然期望著是否能在幾天甚或幾月內「藥到病除」呢？結論恐怕很困難。相同的，經過各位讀者幾年之間

所「培養」出來的「三高」，是否能在看完本書之後尋法在幾天內消除它，我的結論依然不表樂觀，畢竟「冰凍三尺非一日之寒」！但是我仍然依我這「不入流」的醫學精神，提供各位讀者最新的醫學解答和以這最古老的醫學觀念「天行健，君子以自強不息」[註 14] 作為各位和這些疾病作戰的最高指導原則！

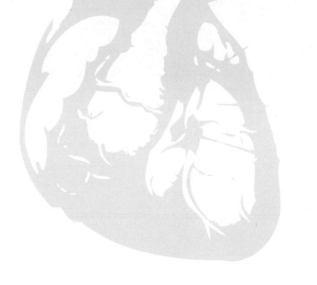

附錄一
現有合法降壓藥物

常用 A、B、C、D 五類高血壓藥物及廠商資料

學名		藥名	商品名		
（一）血管收縮素接受體阻斷劑	ARBs	CANDESARTAN CILEXETIL	博脈舒 Blopress（武田）		
		IRBESARIAN	安普諾維 Aprovel（賽諾菲安萬特）		
		LOSAR POTASSIUM	可悅您 Cozaar (MSD/默沙東) 諾沙 Losa（邁蘭）	賜降 Sluxdin（永信） 穩壓 Zosaa（中國化學）	
		TELMISARTAN	必康 Micardis (BOERHRINGER INGELHE/百靈佳股格翰） 倍必康 Twynsta (M/S CIPLA LTD/百靈佳股格翰)		
		VALSARTAN	得安穩 Diovan (NOVARTIS/諾華) 舒心樂 Valsart（生達）	壓穩 Prevan（健亞） 定壓寧 DISARTAN（景德） 汎穩壓 Vosaa（中國化學）	
（二）血管收縮素轉化酶抑制劑	ACEI	BENAZEPRIL HCL	諾壓錠 AMTREL（東洋） 汽巴欣 Cibacen (NOVARTIS/諾華) 紓心膠囊 Sotrel Capsules（萬菱）		
		CAPTOPRIL	血樂平 CEPORIN TABLETS（信東） 卡布登 CABUDAN（健喬信元） 恆服保錠 CALATEC TABLETS（中化） 克壓當 CAPDON（生達）	佳血平 CAPROINE（皇佳） 康妥平 CAPTOPIN（寶齡富錦） 可普妥 CAPTROL（瑞安）	舒壓平 SMARTEN（華興） 剋轉酶 CAPOMIL（衛達）
		CILAZAPRIL	INHIBACE(ROCHE/羅氏)		
		ENALAPRIL MALEATE	樂壓錠 SINTEC（信東） 易納比爾 KINTEC（景德） 欣保錠 SYNBOT（健喬信元） 得降 NDING（永信）	得控悅 Enapril（生達） 菲洛克 Feloen（健喬信元） 帝順 Landuet（永信）	悅您定 RENITEC (MSD/默沙東) 易諾利 ENARIL（衛達） 恩納比爾 KINTEC（景德）
		FOSINOPRIL SODIUM	壓速利 FONOSIL（生達） 脈樂甫利 MONOPRIL (BMS/必治妥施貴寶)	福心錠 FORSINE 福希諾普 Fosinopril Sodium（宇直泰）	
		IMIDAPRIL HCL	田納滋 TANATRIL（田邊）		
		LISINOPRIL	益壓息 NOPRISIL（中化） 居諾普 GENOPRIL（健亞） 利欣諾普 LISINOPRIL（五洲）	倢心 FEPRIL（生達） 利心普力 Lisipril（世達） 壓舒寧 VASTRIL（瑪科隆）	倢賜瑞 ZESTRIL(臺灣阿斯特捷利康) 益心樂 Lisinopril-Teva（海喬）
		PERINDOPRIL TERTBUTYLAMINE	欣脈平 Perdopril（躍欣） 雅施達 ACERTIL(SERVIER/新加坡商施維雅)		
		QUINAPRIL	恩久平 ACCUPRIL（輝瑞）		
		RAMIPRIL	律血定 RAMITACE（皇佳） 速心寧 Rapmitec（安成） 瑞敏利 Ramily（瑞士）	脈適欣 Maxipril（瑪科隆） 欣泰 Syntace（健喬信元） 心順賜 Sipo（永勝）	心達舒 TRITACE（賽諾菲安萬特） 采心平 Triapin（賽諾菲安萬特）（複方 RAMIPRIL,FELODIPINE） 舒心安 RAMEY（吉富）
（三）乙型交感神經阻斷劑	Beta-blocker	ACEBUTOLOL	安賜妥 ACEBUTOLOL（內外） 舒爾心 ACEBOL（生達） 心普 SEBUTOL（壽元）	心適 SINCER（應元） 壓心平 ACEPIN（永昌） 健特樂 GENTOLOL（健亞）	順律 ABUTOL（育生） 心施德 SECTRAL（賽諾菲安萬特） 順舒德 SUNTOLOL（聖寶）
		ALPRENOLOL	益心 ELPP（世達）		
		ATENOLOL	壓平樂 ATENOLOL（生達） 壓得安 ATENOLOL（皇佳） 安壓能 ATENOL（衛達） 天樂錠 TENOL（優生） 優心及R UROSIN（永信） 捷降 TIATENOL（大豐） 平心歡 PENSIN（信東）	定樂平 TENOLOL（瑞安） 舒壓 STERMIN F.C（信東） 衛心平 WESIPIN（永勝） 定樂平 TENOLOL（瑞安） 心敏 SEDAMIN（中化） 瑞娜壽 SWINORIN（瑞士） 優心 CARDIOLITE（永信）	血平佳 SHPYNJA（中美） 愛平諾 ATINOL（健喬信元） 易定諾 ATENOL（壽元） 安保樂美 APO-ATENOL（鴻汶） 心樂寧 ATEHEXAL（諾華） 諾頓 NOTEN（海喬） 天諾敏 TENORMIN（阿斯特捷利康）
		BETAXOLOL HCL	倍舒樂 BEXOLO（信東） 倍汝暢 BETARUN（健喬信元）	可絡暢 KERLONE（賽諾菲安萬特） 倍謀平 BETAC（雙正）	
		BISOPROLOL FUMARATE	百適歐 BISO（健喬信元） 匹棱 BISOL（信東） 普康 Purcon（瑞安）	百肯 Biocor（萬菱） 心舒可 Biscor（景德） 康心壓 Kenco（井田）	心肯 Cidincor（萬菱） 必脈律 Biteven（瑞士）

現有合法降壓藥物資料

學名	藥名	商品名		
（乙型交感神經阻斷劑）Beta-blocker	CARVEDILOL	心全 SYNTREND(健喬信元) 壓落敏 CARVEDIL(中化) 降壓卡諾 CARVO(五洲) 卡心平 CARLATREND(景德)	佳地諾錠 CARDILO(榮民) 心涌寧 CARDIOL(永信) 怡心坦 Yesindon(瑞士) 達利全 DILATREND(羅氏)	心達諾 Carvedilol-Teva(海喬) 優迪絡 Udilol(優良) 鬱心平 Carvio(瑩碩)
	LABETALOL	速立妥 LATOL(生達) 利壓敏 TRANMIN(乖乖) 壓血泰 LABTAL(杏德)	愛壓 ALFABETALOL(內外) 洛立達 LABETA(皇佳) 樂適康 Labedin(育生)	舒壓 PRESOLOL(海喬) 瑞泰低 Trandate(荷商葛蘭素史克)
	METOPROLOL	心壓暢 CANCLIOL(明德) 貝他寧 BETAPRESS(世達) 心舒寧 CARDINOL(景德) 速暢壓 BETTERLOCK(居禮)	減輕錠 METOL(壽元) 心達樂 CARTALOC(十全) 得耐舒 DENEX(雙正)	舒壓寧 BETALOC(阿斯特捷利康) 敏樂舒 MINAX(海喬) 舒壓寧控釋 BETALOC ZOK(阿斯特捷利康)
	MINOXIDIL	洛寧 LONITEN(輝瑞) 敏諾西代 MINOXIDIL(新雙隆)		
	OXPRENOLOL	喜耐寧 SNERING(呈春)		
	PINDOLOL	必得樂（平得樂）PIDOL(生達) 頻脈樂 PITHDOLOL(昇順)	巴利心 BARBLOC(海喬) 平壓樂 PITHIOROL(光亨)	
	PROPRANOLOL	心律錠 PROPRANOLOL(生達) 治爾心 CHIERHSIN(天下) 整心律 PRONALOL(豐田) 英得來 PRANOL(強生) 整脈錠 PROPRANOLOL(優生) 循得錠 CINDERAL(派頓) 心爽 HERSUN(福元) 心樂 CINLOL(紐約) 律順 LISUEN(培力)	心保樂 PROPRA TABLETS(皇佳) 心康樂 CARDOLOL(榮民) 心洛 SINAL(杏輝) 降壓錠 PROPRALOL(厚生) 血脈妥 HEMALOL(瑞士) 心康樂 CARDOLOL(榮民) 治爾心 CHIERHSIN(天下) 普朗 PROLAN(信東)	安律心 ANGICIN(中國化學) 心通（R）PROPRANOLOL(永信) 心律好 SINLIHAUL(華興) 利其心 LIDERAL(壽元) 思特來 INDERAL(臺灣阿斯特捷利康) 維心平 INRAL(金塔)
	SOTALOL	心得治 CARDOL(海喬) 得律保 DAROB(美商亞培)		
（鈣離子阻斷劑）CCB	AMLODIPINE BESYLATE	脈得順 AMLODINE(寶齡富錦) 諾壓 AMTREL(東洋) 脈樂平 AMOPINE(信東) 舒脈寧 Amlopine(世達) 穩脈 Amlopine(台裕) 脈平 AMILO(滿蘭)	安脈特 Amlodac(吉富) 平脈 Amlodipine besilate - Teva(海喬) 蓋心鍵平 Calnelpress(恆生) 心樂平 Cinopin(瑞士) 得舒 DU.Q(羅得) 易安穩 Exforge(諾華)	壓降好 JIANGHO(井田) 諾怡 NOBAR(健喬信元) 脈優 NORVASC (PFIZER/ 輝瑞) 舒脈平 Nordipine(創璞) 紓心安 Sotrel(萬菱) 力安穩 Exforge HCT(諾華)
	BARNIDIPINE	喜保康 HYPOCA(安斯泰來)		
	DILTIAZEM	合必爽 HERBESSER(田邊) 能得爽 NAKASSER(南光) 優爽 HESOR（優生） 迪心贊 DILTISSER(中國化學) 易利心 AERISIN(元卓)	普心暢 PERTIAZEM(皇佳) 卡迪爾 CARTIL(健喬信元) 治心痛 DILTIN(永昌) 能得爽 NAKASSER SR(南光)	達爾能 Diltelan(友華) 凱帝心 徐放 CARDIZEM RETARD(臺田) 保樂康 PROGOR(天義)
	FELODIPINE	紛落 FELOPINE（十全實業） 費平 Fepine(惠勝) 順爾樂 FEDIL（生達） 撫樂平 FELOPINE-SR(健亞) 菲可平 FELPIN EXTENDED RELEASE(信東)	非洛 POLO SR(南光) 安壓定 STAPIN S.R(育生) 菲迪欣 FEDISYN（健喬信元） 費落 Felo（永勝） 允降 Winlopine Extended Release(永信)	普心寧 PLENDIL EXTENDED RELEASE(阿斯特捷利康) 菲洛安 Feloen(健喬信元) 采心平 Triapin(賽諾菲安萬特)
	ISRADIPINE	導脈順 DYNACIRC （NOVARTIS/ 諾華）		
	LERCANIDIPINE HCL	樂爾 Lerpin(榮洋) 使得平 Sterpine（永和生）	利壓 Zanidip （RECORDATI/友華）	
	NICARDIPINE HCL	培爾吉平 PERDIPINE(安斯泰來) 尼卡平 NICARPINE S.C.(培力)	冠腦優 CADIBRAIN(中化)	
	NIFEDIPINE	亥保平 COPONENT(一成) 循卦達 NISUTADILL(昇順)		
	NISOLDIPINE	保心律 NIFEPIN(皇佳) 乃得平 NEDIPIN(衛達) 保心平 POSIPIN(南光) 心得平 SINDIPINE（優生） 心福 ALAT（永信） 冠尼平 AJULATE(漁人) 冠脈循 NIFECARDIA(中化)	心達樂 SIDALAT(井田) 安樂舒 NIFEDIPINE(興采) 心得利 NIFEHEXAL RETARD(諾華) 安特能 ATANAAL(興采) 冠達悅 ADALAT(拜耳) 安保舒心 APO-NIFED(鴻汶)	心克疼 CORACTEN(金容) 喜樂 ADALAT CC (BAYER/ 拜耳) 冠達悅歐樂 ADALAT OROS (BAYER/ 拜耳) 吉合心 SYSCOR(BAYER/ 拜耳) 壓達能 ATANAAL(曼哈頓)

作者 陳志明 博士 179

現有合法降壓藥物資料

學名	藥名	商品名		
（利尿劑）Diuretics	BENDROFLU METHIAZIDE	迅治利 SINTYLI(光惠)		
	CHLOROTHIAZIDE	利吉得 RELAZIDE(生達) 安立壓 AMIZIDE(生達) 舒泌塞 SPILAZIDE(中菱) 利濟膃 LISUZONE(永昌) 利壓平 DEHYDRI(北進) 三速降 TRISDOWN(皇佳) 血壓保平 (華盛頓) 安樂壓 EDEPRESS(振貿) 安壓 ANJAL(優生) 使血淨 SPIRZIDE(天下) 律壓平 RESERZIDE(元宙) 利壓淨 RIYAZINE(華興)	賜樂泄 SLOSAT(衛達) 平壓 MAXZIDE(明德) 利尿寧 DICHLOTRIDE(光惠) 安血利 (R) ESIDRI(諾華) 馬克壓 MAXPRESS(壽元) 順壓暢 DEPRESS(井田) 利血平 LISEIPIN(羅得) 尿利舒 URINIS(應元) 安壓 ANZA(井田) 穩壓好 Zosaahy(中化) 帝脈 Landuet(永信)	好暢壓 Hisart(生達) 復壓寧 Fuzatan(景德) 迪利壓 TIADEN(海喬) 武都力 MODURETIC(默沙東) 好悅您 HYZAAR(默沙東) 安血利 ESIDRI(諾華) 可得安穩 CO-DIOVAN(諾華) 可普諾維 COAPROVEL(賽諾菲安萬特) 複必康平 MICARDIS(百靈佳殷格翰)
	ETHACRYNIC ACID	欲達利 YEITALY(居禮)		
	FUROSEMIDE	通舒 URETROPIC(杏林) 納迪斯 NADIS(優生)	樂泄 ROSIS(榮民) 克利淨 LYSIX(大豐)	
	METOLAZONE	美特平 METOZON(應元) 密克優 Mykyo(榮民)	麥可適 Mykrox(友華)	
	SPIRONOLACTONE	輸泌來 SPIRON(居禮) 蘇拉通 SPIRONOLACTONE(德周) 舒泌塞 SPILAZIDE(中菱) 蘇拉通 SPIROTONE(榮民) 使排通 SPIRONOLACTONE(十全)	賜樂泄 SLOSAT(衛達) 歐得通 (蘇拉通) SPIRONOLACTONE(皇佳) 愛達信 ALDACTIN (信東) 使佳通 Skyton(新瑞)	悠樂特 YOULACTONE(台聯) 邁康斯 MACACY-A(武璋) 安得達 ALDACTIDE(輝瑞) 安達 ALDACTONE(輝瑞)
	TORSEMIDE	妥速適 Torsix(永信)		
	TRIAMTERENE	脫浮腫 (居禮) 安樂壓 (振貿)	安壓 ANJAL(優生)	

作者 Dr. Balance Chen

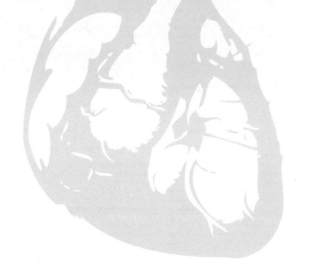

附錄二

參考文獻資料

參考文獻

第一章 契子與革命前兆：救人？殺人？

1. Angiotensin-receptor blockade and risk of cancer: meta-analysis of randomised controlled trials, 2010, Lancet Oncol, 11:627–36, Sipahi I. et al.
2. Use of angiotensin-converting-enzyme inhibitors or angiotensin-receptor blockers and cancer risk: a meta-analysis of observational studies, 2011,CMAJ.4;183,14:1073-84, Yoon C et al.
3. Risk of cancer associated with the use of angiotensin II-receptor blockers, 2011, Am J Health Syst Pharm.,15;68(22):2139-46, Olin J.L. et al.
4. A current evaluation of the safety of angiotensin receptor blockers and direct renin inhibitors, 2011, Vasc Health Risk Manag., 7:297-313, Siragy H.M. et al.
5. Angiotensin-receptor blockade, cancer, and concerns, 2010, Lancet Oncol.,11(9):820-1, Julius S. et al.
6. Angiotensin-receptor blockade, cancer, and concerns, 2010, Lancet Oncol.,11(9):819–20, Barrios V. et al.
7. Angiotensin-receptor blockade, cancer, and concerns, 2010, Lancet Oncol.,11(9):819, Meredith P.A. et al.
8. Incidence, prevalence and mortality trends of dialysis end-stage renal disease in Taiwan from 1990 to 2001: the impact of national health insurance, 2008, Nephrol Dial Transplant, 23:3977–3982, Yang W.C. et al.
9. 臺灣地區公私立醫院診所診治疾病與傷害調查報告 83 年掃瞄檔 , 1994 No, 行政院衛生署
10. 87 年醫療統計年報 , 1998 Nov, 行政院衛生署
11. 99 年醫療統計年報 , 2010 Nov, 行政院衛生署
12. Antihypertensive drugs and risk of cancer: network meta-analyses and trial sequential analyses of 324,168 participants from randomised trials, 2011, Lancet Oncol, 12:65–82, Bangalore S. et al.
13. The association between antihypertensive drug use and incidence of prostate cancer in Finland: a population-based case–control study, 2011, Cancer Causes Control, 22:1445–1452, Kimmo J. et al.
14. Comment--Val-HeFT and angiotensin-receptor blockers in perspective: A tale of the blind man and the elephant, 2002 Apr, J Card Fail, 8(2):56-8, Konstam M.A. et al.
15. Reduced right ventricular ejection fraction and increased mortality in chronic systolic heart failure patients receiving beta-blockers: Insights from the BEST trial, 2011 Jun, Int J Cardiol, 05, Desai R.V. et al.
16. Characteristics, outcomes and predictors of long-term mortality for patients hospitalized for acute heart failure: a report from the korean heart failure registry, 2011 Jul, Korean Circ J, 41(7):363-71, Choi D.J. et al.
17. Increased IGF1 levels in relation to heart failure and cardiovascular mortality in an elderly population: impact of ACE inhibitors, 2011 Dec, Eur J Endocrinol, 165(6):891-8, Chisalita S.I. et al.
18. Renal outcomes with telmisartan, ramipril, or both, in people at high vascular risk (the ONTARGET study): a multicentre, randomised, double-blind, controlled trial, 2008, Lancet, 372:547–53, Mann J. F. E. et al.
19. ACE-inhibitor use and the long-term risk of renal failure in diabetes, 2006, Kidney International, 69:913–919, Suissa S. et al.
20. Potential adverse effects of a low-dose aspirin-diuretic combination on kidney function, 2007 Nov, Int J Clin Pharmacol Ther, 45(11):601-5, Sweileh W.M. et al.
21. Drug combinations and impaired renal function—the 'triple whammy', 2005 Feb, Br J Clin Pharmacol, 59(2):239–243, Katarzyna K.et al.

第二章 原因革命：高血壓的根本原因─血壓不足

1. Global burden of hypertension: analysis of worldwide data, 2005, Lancet, 365:217–23, Kearney P.M. et al.
2. 2007 年台灣地區高血壓、高血糖、高血脂之追蹤調查研究 , 2008, 行政院衛生署國民健康局
3. 3.Defining cell identity by comprehensive gene expression profiling, 2010, Curr Med Chem, 17(28):3245-52, Toyoda M. et al.
4. Blood is thicker than water: the management of hyperviscosity in adults with cyanotic heart disease, 2007, Cardiol Rev, 15(1):31-4, DeFilippis AP. et al.
5. Human Physiology, 2nd edition(2000), Benjamin-Cummings Publishing Company, Ober W.C. et al.
6. 子宮內膜革命 , 2011, 商周出版 , 陳志明
7. Biochemistry: The Molecular Basis of Life, 4th edition(2010), Oxford University Press, McKee T. et al.
8. Rho kinase-mediated vasoconstriction in pulmonary hypertension, 2010, Adv Exp Med Biol, 661:299-308, McMurtry I.F.et al.
9. Reactive oxygen species and RhoA signaling in vascular smooth muscle: role in chronic hypoxia-induced pulmonary hypertension, 2010, Adv Exp Med Biol, 661:355-73, Resta T.C. et al.
10. Guyton and Hall Textbook of Medical Physiology, 12nd edition (2011), Elsevier Publisher, Hall J. et al.
11. Resting heart rate as predictor of metabolic dysfunctions in obese children and adolescents, 2012, BMC Pediatrics, 12:5, Freitas Júnior I.F. et al.
12. The Lance Armstrong Performance Program, 2000, Rodale Publishing Company, Armstrong L. et al.
13. Champion: Bicycle Racing in the Age of Miguel Indurain, 1993, Bicycle Books, Abt S. et al.
14. A Fluid Mechanics Hypercourse, 1996, The MIT Press, Fay J.A. et al.
15. 丹參的奇效─心腦血管的剋星 , 2007, 商周出版 , 陳志明
16. Urinary Sodium and Potassium Excretion and Risk of Cardiovascular Events, 2011, JAMA, 306(20):2229-2238, O'Donnell M.J. et al.
17. Heart rate and prognosis in acute coronary syndromes, 2010, Rev Port Cardiol, 29(7-8):1101-19, Saraiva F. et al.
18. Blood Vessels, 2012, Resources for Science Learning, The Franklin Institute. et al.
19. Modulation of membrane function by cholesterol, 1991, Biochimie, 73(10):1303–10, Yeagle P.L. et al.
20. Modulation of membrane cholesterol levels:effects on endothelial cell function, 1991, Exp Cell Res, 193(1):144-50, Broadley C. et al.

21. Fibrinogen and fibrin structure and functions, 2005 Aug, J Thromb Haemost, 3(8):1894-904, Mosesson M.W. et al.
22. Monocyte and macrophage dynamics during atherogenesis, 2011 Jul, Arterioscler Thromb Vasc Biol, 31(7):1506-16, Ley K. et al.
23. Monocytes in atherosclerosis: subsets and functions, 2010 Feb, Nat Rev Cardiol, 7(2):77-86, Woollard K.J. et al.
24. Monocytes and neutrophils expressing myeloperoxidase occur in fibrous caps and thrombi in unstable coronary plaques, 2009 Jun, BMC Cardiovasc Disord,23:9:27, Tavora F.R. et al.
25. Atherosclerosis regression, 2008 Jun, Curr Treat Options Cardiovasc Med, 10(3):187-94, Lee J.M. et al.
26. Arterial thrombus formation in cardiovascular disease, 2011 Jul, Nat Rev Cardiol, 8(9):502-512, Lippi G. et al.

第三章 觀念革命：ABCD 狗吠豬－治標當成治本

1. Guyton and Hall Textbook of Medical Physiology, 12nd edition (2011), Elsevier Publisher, Hall J. et al.
2. New basic science initiatives with the angiotensin II receptor blocker valsartan, 2000 Jun, J Renin Angiotensin Aldosterone Syst, 1(2 Suppl):S3-5, De Gasparo M. et al.
3. Role of angiotensin converting enzyme in the vascular effects of an endopeptidase 24.15 inhibitor., 1995 Mar, Br J Pharmacol, 114(6):1185-92, Telford S.E. et al.
4. Current role of beta-blockers in the treatment of hypertension, 2010 Nov, Expert Opin Pharmacother, 11(16):2599-607, Aronow W.S. et al.
5. Calcium channel blocker toxicity, 2009 Aug, Pediatr Emerg Care, 25(8):532-8, Arroyo A.M. et al.
6. Thiazide diuretics in hypertension, 1999 Jul-Aug, Clin Exp Hypertens, 21(5-6):805-14, Ramsay L.E. et al.
7. Angiotensin-receptor blockade and risk of cancer: meta-analysis of randomised controlled trials, 2010, Lancet Oncol, 11:627–36, Sipahi I. et al.
8. Antihypertensive drugs and risk of cancer: network meta-analyses and trial sequential analyses of 324 168 participants from randomised trials, 2011, Lancet Oncol, 12:65–82, Bangalore S. et al.
9. The association between antihypertensive drug use and incidence of prostate cancer in Finland: a population-based case–control study, 2011, Cancer Causes Control, 22:1445–1452, Kimmo J. et al.
10. Global burden of hypertension: analysis of worldwide data, 2005, Lancet, 365:217–23, Kearney P.M. et al.
11. SEER Cancer Statistics Review 1975-2008, 2011, National Cancer Institute, Howlader N. et al.
12. International trends in the incidence of testicular cancer 1973-2002, 2010 May, Cancer Epidemiol Biomarkers Prev, 19(5):1151-9, Chia V.M. et al.
13. Predicting Cancer Development in Oral Leukoplakia: Ten Years of Translational Research, 2000 May, Clin Cancer Res, 6(5):1702-10, Lee J.J. et al.
14. Cancer is a functional repair tissue, 2006, Med Hypotheses, 66(3):486-90, Meng X. et al.
15. A new hypothesis for the cancer mechanism, 2011 Dec, Cancer Metastasis Rev, 17, Meng X.L. et al.
16. Biochemistry: The Molecular Basis of Life, 4th edition(2010), Oxford University Press, McKee T. et al.
17. Prisoner's dilemma in cancer metabolism, 2011, PLoS One, 6(12):e28576, Kareva I. et al.
18. HIF, hypoxia and the role of angiogenesis in non-small cell lung cancer, 2010, Oct Expert Opin Ther Targets, 14(10).1047-57, Jackson A.L. et al.
19. A review of the current research on the role of bFGF and VEGF in angiogenesis, 2009 Dec, J Wound Care, 18(12):516-9, Przybylski M et al.
20. Red light, green light: signals that control endothelial cell proliferation during embryonic vascular development, 2004 Dec, Cell Cycle, 3(12):1506-11, Bohnsack B.L. et al.
21. Beyond VEGF: inhibition of the fibroblast growth factor pathway and antiangiogenesis, 2011 Oct, Clin Cancer Res, 17(19): 1–8, Lieu C. et al.
22. Biochemical role of the collagen-rich tumour microenvironment in pancreatic cancer progression, 2012 Jan, Biochem J, 15,441(2):541-52, Shields M.A. et al.
23. NK cell development, homeostasis and function: parallels with CD8 T cells, 2011 Aug, Nat Rev Immunol, 26;11(10):645-57, Sun J.C. et al.
24. Induction of liver fibrosis in a murine hepatoma model by thioacetamide is associated with enhanced tumor growth and suppressed antitumor immunity, 2010 Dec, Lab Invest, 90(12):1782-93, Yang M.C. et al.
25. Series "matrix metalloproteinases in lung health and disease": Biological role of matrix metalloproteinases: a critical balance, 2011 Jul, Eur Respir J, 38(1):191-208, Löffek S. et al.
26. Ageing changes the cellular basis of the "fight-or-flight" response in human adrenal chromaffin cells, 2002 Mar-Apr, Neurobiol Aging, 23(2):287-93, Elhamdani A. et al.
27. Role of NK cells in adoptive immunotherapy of metastatic colorectal cancer in a syngeneic rat model, 2001 Dec, Immunol Rev, 184:236-43, Kuppen P.J. et al.
28. Hypoxia and hypoxia-inducible factors: master regulators of metastasis, 2010 Dec, Clin Cancer Res. 15;16(24):5928-35,Lu X. et al.
29. Hypoxia. Cross talk between oxygen sensing and the cell cycle machinery, 2011. Sep, Am J Physiol Cell, Physiol, 301(3):C550-2, Semenza G.L. et al.
30. Hypoxia and senescence: the impact of oxygenation on tumor suppression, 2011 May, Mol Cancer Res, 9(5):538-44, Welford S.M. et al.
31. Captopril modulates hypoxia-inducible factors and erythropoietin responses in a murine model of total body irradiation, 2011 Mar, Exp Hematol, 39(3):293-304, Barshishat-Kupper M. et al.
32. Spironolactone, but not enalapril, potentiates hypoxia-inducible factor-1 alpha and Ets-1 expression in newborn rat kidney, 2010 Feb, J Physiol Pharmacol, 61(1):73-81, Yim H.E. et al.
33. Comment--Val-HeFT and angiotensin-receptor blockers in perspective: A tale of the blind man and the elephant, 2002 Apr, J Card Fail, 8(2):56-8, Konstam M.A. et al.
34. Reduced right ventricular ejection fraction and increased mortality in chronic systolic heart failure patients receiving beta-blockers: Insights from the BEST trial, 2011 Jun, Int J Cardiol, 05, Desai R.V. et al.

作者　陳 志 明　博士　183

35. Characteristics, outcomes and predictors of long-term mortality for patients hospitalized for acute heart failure: a report from the korean heart failure registry, 2011 Jul, Korean Circ J, 41(7):363-71, Choi D.J. et al.
36. Increased IGF1 levels in relation to heart failure and cardiovascular mortality in an elderly population: impact of ACE inhibitors, 2011 Dec, Eur J Endocrinol, 165(6):891-8, Chisalita S.I. et al.
37. The Na, K-ATPase in the failing human heart, C2003 Mar, ardiovasc Res. 15;57(4):913-20, Schwinger R.H. et al.
38. The Washington manual of surgery, Fifth Edition, 2007, Wolters Kluwer Publish, Klingensmith E. et al.
39. Linking cellular energetics to local flow regulation in the heart, 2008 Mar, Ann N Y Acad Sci, 1123:126-33, Bassingthwaighte J.B. et al.
40. Myocardial fibrosis in hypertensive heart disease: an overview of potential regulatory mechanisms, 1995 May, Eur Heart J, 16 Suppl C:24-8, Weber K.T. et al.
41. Targeting cardiac fibrosis: a new frontier in antiarrhythmic therapy, 2011, Am J Cardiovasc Dis, 1(2):101-9, Karagueuzian H.S. et al.
42. Norepinephrine elicits beta2-receptor-mediated dilation of isolated human coronary arterioles, 2002 Jul, Circulation,30;106(5):550-5, Sun D. et al.
43. Selective attenuation of norepinephrine release and stress-induced heart rate increase by partial adenosine A1 agonism, 2011 Mar, PLoS One, 28;6(3):e18048, Bott-Flügel L. et al.
44. Transcardiac increase in norepinephrine and prognosis in patients with chronic heart failure, 2008 Dec, Eur J Heart Fail, 10 (12):1208-14, Tsutamoto T. et al.
45. The role of heart rate variability in prognosis for different modes of death in chronic heart failure, 2006 Aug, Pacing Clin Electrophysiol, 29(8):892-904, Sandercock G.R. et al.
46. Pulmonary edema: pathophysiology and diagnosis, 2011 Feb, Int J Tuberc Lung Dis, 15(2):155-60, Murray J.F. et al.
47. Congestive heart failure and renal complications, 2008 Oct-Dec, Bol Asoc Med P R, 100(4):29-37, Del Rio-Santiago V.J.et al.
48. The challenge of treating congestion in advanced heart failure, 2011 Sep, Expert Rev Cardiovasc Ther, 9(9):1181-91, Bonios M.J. et al.
49. Treatment of heart failure with beta-blockers. Mechanisms and results, 2000, Basic Res Cardiol, 95 Suppl 1:I15-24, Böhm M. et al.
50. Effect of ACE inhibition on neurohormones, 1998 Sep, Eur Heart J, 19 Suppl J:J16-23, Remme W.J. et al.
51. Is target dose of beta-blocker more important than achieved heart rate or heart rate change in patients with systolic chronic heart failure?, 2010 Apr, Cardiovasc Ther, 28(2):93-100, Porapakkham P. et al.
52. Renal outcomes with telmisartan, ramipril, or both, in people at high vascular risk (the ONTARGET study): a multicentre, randomised, double-blind, controlled trial, 2008, Lancet, 372:547–53, Mann J. F. E. et al.
53. ACE-inhibitor use and the long-term risk of renal failure in diabetes, 2006, Kidney International, 69:913–919, Suissa S. et al.
54. Potential adverse effects of a low-dose aspirin-diuretic combination on kidney function, 2007 Nov, Int J Clin Pharmacol Ther, 45(11):601-5, Sweileh W.M. et al.
55. Drug combinations and impaired renal function – the 'triple whammy', 2005 Feb, Br J Clin Pharmacol, 59(2):239–243,Katarzyna K. et al.
56. Podocyte biology for the bedside, 2011 Nov, Am J Kidney Dis, 58(5):835-45, Jefferson J.A. et al.
57. Biology of the human podocyte, . 2003, Nephron Exp Nephrol, 95(3):e87-92, Saleem M.A. et al.
58. Who and where is the renal baroreceptor? the connexin hypothesis, 2009 Mar, Kidney Int, 75(5):460-2., Gomez R.A. et al.
59. Hypoxia and the HIF system in kidney disease, 2007 Dec, J Mol Med (Berl), 85(12):1325-30, Nangaku M. et al.
60. Progression of chronic kidney disease: insights from animal models, 2006 May, Curr Opin Nephrol Hypertens, 15(3):250-7, Zoja C. et al.
61. Human Nephrosclerosis Triggers a Hypoxia-Related Glomerulopathy, 2010 Feb, AJP, 176(2):594-607, Neusser M.A. et al.
62. Treatment of chronic kidney disease, 2012 Feb, Kidney Int, 81(4):351-62, Turner J.M. et al.
63. Bradykinin receptor 1 activation exacerbates experimental focal and segmental glomerulosclerosis., 2011 Jun, Kidney Int, 79(11):1217-27, Pereira R.L. et al.
64. Proliferative lesions and metalloproteinase activity in murine lupus nephritis mediated by type I interferons and macrophages., 2010 Feb, Proc Natl Acad Sci U S A, 16;107(7):3012-7, Triantafyllopoulou A. et al.
65. Macrophage infiltration and renal damage are independent of Matrix Metalloproteinase 12 (MMP-12) in the obstructed kidney, Nephrology (Carlton). 2012 Jan 18, Abraham A.P.
66. Regression of glomerulosclerosis in response to transient treatment with angiotensin II blockers is attenuated by blockade of matrix metalloproteinase-2, 2010 Jul, Kidney Int, 78(1):69-78, Hayashi K. et al.
67. Aspirin, NSAIDs, and COX-2 inhibitors in cardiovascular disease: possible interactions and implications for treatment of rheumatoid arthritis, 2004 Oct, Curr Rheumatol Rep, 6(5):351-6, Kurth T. et al.
68. COX-2 and the kidney, 2006, J Cardiovasc Pharmacol, 47 Suppl 1:S37-42, Harris R.C. et al.
69. Epidemiology, impact and preventive care of chronic kidney disease in Taiwan, 2010 Jun, Nephrology (Carlton), 15 Suppl 2:3-9, Hwang S.J. et al.
70. Incidence, prevalence and mortality trends of dialysis end-stage renal disease in Taiwan from 1990 to 2001: the mpact of national health insurance, 2008, Nephrol Dial Transplant, 23:3977–3982, Yang W.C. et al.
71. 155 次 - 健保藥費支出成長因素分析及支出目標案 , 2009 Dec, 行政院衛生署 , 全民健康保險醫療費用協定委員會
72. 臺灣地區公私立醫院診所診治疾病與傷害調查報告 83 所掃描檔 , 1994 No, 行政院衛生署
73. 87 年醫療統計年報 , 1998 Nov, 行政院衛生署
74. 99 年醫療統計年報 , 2010 Nov, 行政院衛生署

第四章 方法革命

1. Antihypertensive properties of flavonoid-rich apple peel extract, Food Chem. 2012 Dec 15;135(4):2320-5, Balasuriya N. et al.
2. The antihypertensive effect of ethyl acetate extract of radish leaves in spontaneously hypertensive rats,2012 Jul, Nutrition Research and Practice (Nutr Res Pract) 2012;6(4):308-314, Da-Hee Chung1. et al.
3. The effects of unripe grape extract on systemic blood pressure and serum levels of superoxide dismutase, malondialdehyde and nitric oxide in rat, Published online 2015 May 29. doi: 10.4103/2277-9175.157822, Behzad Zolfaghari et al.

4. Green asparagus (Asparagus officinalis) prevented hypertension by an inhibitory effect on angiotensin-converting enzyme activity in the kidney of spontaneously hypertensive rats, 2013 Jun 12, J Agric Food Chem,61(23):5520-5., Sanae M. et al.

5. The effect of aged garlic extract on blood pressure and other cardiovascular risk factors in uncontrolled hypertensives: the AGE at Heart trial,2016 Jan ,Integrated Blood Pressure Control,Karin Ried. et al.

6. Watermelon extract reduces blood pressure but does not change sympathovagal balance in prehypertensive and hypertensive subjects. 2016 Aug. Blood Press.;25(4):244-8. Massa N.M. et al.

7. Phenolic Composition and Evaluation of Methanol and Aqueous Extracts of Bitter Gourd (Momordica charantia L) Leaves on Angiotensin-I-Converting Enzyme and Some Pro-oxidant-Induced Lipid Peroxidation In Vitro, 2016 Mar 8, J Evid Based Complementary Altern Med, Shodehinde SA. et al.

8. Aqueous extracts of two varieties of ginger (Zingiber officinale) inhibit angiotensin I-converting enzyme, iron(II), and sodium nitroprusside-induced lipid peroxidation in the rat heart in vitro. 2013 Jul. J Med Food.16(7):641-6. Akinyemi A.J. et al.

9. Antihypertensive effects of Ocimum basilicum L. (OBL) on blood pressure in renovascular hypertensive rats. 2010 Jul. Hypertens Res.33(7):727-30. Umar A. et al.

10. In vitro antidiabetic and inhibitory potential of turmeric (Curcuma longa L) rhizome against cellular and LDL oxidation and angiotensin converting enzyme, December 2014 , J Food Sci Technol, 51(12):3910–3917, P. C. Lekshmi & Ranjith Arimboor & V. M. Nisha & A. Nirmala Menon & K. G. Raghu. et al.

11. Vasorelaxant and antihypertensive effect of Cocos nucifera Linn. endocarp on isolated rat thoracic aorta and DOCA salt-induced hypertensive rats. 2011 Mar. J Ethnopharmacol.134(1):50-4. Bankar G.R. et al.

12. Hypotensive effect of aqueous extract of Averrhoa carambola L. (Oxalidaceae) in rats: an in vivo and in vitro approach, 2011 Jan 27, J Ethnopharmacol,133(2):353-7, Soncini R. et al.

13. Citrus limetta leaves extract antagonizes the hypertensive effect of angiotensin II, 2010 Apr 21, J Ethnopharmacol,128(3):611-4, Perez YY. et al.

14. Genistein alleviates pressure overload-induced cardiac dysfunction and interstitial fibrosis in mice, 2015 Dec, Br J Pharmacol,172(23):5559-72, Qin W. et al.

15. Guava leaves polyphenolics-rich extract inhibits vital enzymes implicated in gout and hypertension in vitro, 2016 Mar, J Intercult Ethnopharmacol, Vol 5, 122, Irondi E. A. et al.

16. Antihypertensive effect of boysenberry seed polyphenols on spontaneously hypertensive rats and identification of orally absorbable proanthocyanidins with vasorelaxant activity. 2012. Biosci Biotechnol Biochem. 76(9) :1694 -701.Furuuchi R. et al.

17. Peach (Prunus persica) extract inhibits angiotensin II-induced signal transduction in vascular smooth muscle cells. 2013 Aug. Food Chem.139(1):371-6. Kono R. et al.

18. Aqueous extract of dioscorea opposita thunb. normalizes the hypertension in 2K1C hypertensive rats. 2014 Jan. BMC Complement Altern Med.14:36. Amat N. et al.

19. Cuminum cyminum, a dietary spice, attenuates hypertension via endothelial nitric oxide synthase and NO pathway in renovascular hypertensive rats. 2013. Clin Exp Hypertens.;35(7):534-42. Kalaivani P. et al.

20. A Tricholoma matsutake Peptide inhibits Angiotensin Converting Enzyme Inhibitory and Antioxidative Activities and Antihypertensive Effects in Spontaneously Hypertensive Rats. 2016 Apr. Sci Rep.6:24130.Geng X. et al.

21. Antihypertensive and Diuretic Effects of the Aqueous Extract of Colocasia esculenta Linn. Leaves in Experimental Paradigms. 2012 .Iran J Pharm Res.11(2):621-34.Vasant O.K. et al.

22. Acute and chronic antihypertensive effects of Cinnamomum zeylanicum stem bark methanol extract in L-NAME-induced hypertensive rats. 2013 Jan. BMC Complement Altern Med.13:27.Nyadjeu P. et al.

23. Antihypertensive effect of Carica papaya via a reduction in ACE activity and improved baroreflex. 2014 Nov. Planta Med. 80(17):1580-7. Brasil G.A. et al.

24. Hibiscus Sabdariffa L. Flowers and Olea Europea L. Leaves Extract-Based Formulation for Hypertension Care: In Vitro Efficacy and Toxicological Profile. 2016 May. J Med Food.19(5):504-12. Micucci M. et al.

25. Protective effects of Brassica oleracea sprouts extract toward renal damage in high-salt-fed SHRSP: role of AMPK/PPARα/UCP2 axis. 2015 Jul. J Hypertens. 33(7):1465-79. Rubattu S. et al.

26. Antioxidative properties and inhibition of key enzymes relevant to type-2 diabetes and hypertension by essential oils from black pepper. 2013. Adv Pharmacol Sci.;2013:926047.Oboh G. et al.

27. Effect of pomegranate juice on Angiotensin II-induced hypertension in diabetic Wistar rats. 2010 Jun. Phytother Res.;24 Suppl 2:S196-203. Mohan M. et al.

28. Corn silk aqueous extracts and intraocular pressure of systemic and non-systemic hypertensive subjects. 2015 Mar. Clin Exp Optom.98(2):138-49.George G.O. et al.

29. Role of vitamin A in determining nephron mass and possible relationship to hypertension. 2008 Aug. J Nutr.138(8):1407-10.Bhat P.V. et al.

30. Niacin ameliorates oxidative stress, inflammation, proteinuria, and hypertension in rats with chronic renal failure. 2009 Jul. Am J Physiol Renal Physiol.297(1):F106-13.Cho K.H. et al.

31. Dietary vitamin B6 supplementation prevents ethanol-induced hypertension in rats. 1999 Apr. Nutr Metab Cardiovasc Dis.;9(2):55-63. Vasdev S. et al.

32. Reversible pulmonary hypertension associated with vitamin C deficiency. 2012 Jul. Chest ;142(1):225-7 Kunari M. et al.

33. J Am Soc Hypertens.;9(11):885-901. doi: 10.1016/j.jash.2015.08.009. Epub 2015 Aug 21.

34. Vitamin D deficiency and essential hypertension. 2015 Nov. J Am Soc Hypertens.9(11):885-901. Chen S. et al.

35. Effect of magnesium supplementation on blood rheology in NOS inhibition-induced hypertension model. 2016 Jan. Clin Hemorheol Microcirc. 63(1):57-67. Cengiz M. et al.

36. Role of zinc in regulation of arterial blood pressure and in the etiopathogenesis of arterial hypertension. 2007 Summer. Biol Trace Elem Res.117(1-3):39-51. Tubek S. et al.

37. Taurine Supplementation Lowers Blood Pressure and Improves Vascular Function in Prehypertension: Randomized, Double-Blind, Placebo-Controlled Study. 2016 Mar Hypertension.;67(3):541-9. Sun Q. et al.

38. Leucine aminopeptidase M-induced reductions in blood pressure in spontaneously hypertensive rats. 1989 Jun. Hypertension.13(6 Pt 2):910-5.Wright J.W. et al.

作者　陳 志 明　博士　185

39. Beneficial effects of aqueous extract of stem bark of Terminalia arjuna (Roxb.), An ayurvedic drug in experimental pulmonary hypertension. 2016 Jul 9. J Ethnopharmacol. (16)30452-4. Meghwani H. et al.
40. Effect of hawthorn standardized extract on flow mediated dilation in prehypertensive and mildly hypertensive adults: a randomized, controlled cross-over trial. 2012 Mar. BMC Complement Altern Med.12:26.Asher G.N. et al.
41. Active components from Radix Scrophulariae inhibits the ventricular remodeling induced by hypertension in rats. 2016 Mar. Springerplus. 5:358.Zhang C. et al.
42. A Randomized, Double-blind, Placebo-controlled Study to Evaluate the Efficacy and Tolerability of Fufang Danshen (Salvia miltiorrhiza) as Add-on Antihypertensive Therapy in Taiwanese Patients with Uncontrolled Hypertension, 2012 Feb, Phytother Res, 26(2):291-8, Yang T.Y. et al.
43. Antihypertensive effect of radix paeoniae alba in spontaneously hypertensive rats and excessive alcohol intake and high fat diet induced hypertensive rats. 2015. Evid Based Complement Alternat Med.2015:731237.Su-Hong C. et al.
44. The promising effect of barberry (Zereshk) extract against experimental pulmonary microvascular remodeling and hypertension: A comparison with sildenafil. 2016. Pharm Biol.;54(3):509-15. Mahdavi N. et al.
45. Investigation of the mechanisms of Angelica dahurica root extract-induced vasorelaxation in isolated rat aortic rings. 2015 Oct. BMC Complement Altern Med.15:395.Lee K. et al.
46. Diuretic and antioxidant activities of the aqueous extract of leaves of Cassia occidentalis (Linn.) in rats. 2015 Sep. Asian Pac J Trop Med.;8(9):685-93.Ntchapda F. et al
47. n-induced cardiac hypertrophy in rats by reduction of blood pressure and inhibition of myocardial hypoxia inducible factor-1alpha expression. 2016. Pharm Biol. Jun 7:1-6. Gao T. et al.
48. Salidroside attenuates chronic hypoxia-induced pulmonary hypertension via adenosine A2a receptor related mitochondria-dependent apoptosis pathway. 2015 May. J Mol Cell Cardiol.82:153-66.Huang X. et al.
49. Does consumption of an aqueous extract of Hibscus sabdariffa affect renal function in subjects with mild to moderate hypertension? 2016 May. J Physiol Sci. 24. Nwachukwu D.C. et al.
50. The involvement of a polyphenol-rich extract of black chokeberry in oxidative stress on experimental arterial hypertension. 2013. Evid Based Complement Alternat Med.;2013:912769.Ciocoiu M. et al.
51. Hypotensive Activity of Ethanolic Extracts of Morinda citrifolia L. Leaves and Fruit in Dexamethasone-Induced Hypertensive Rat. 2016 Jun. J Evid Based Complementary Altern Med. pii: 2156587216653660. Wigati D. et al.
52. Dietary saffron reduced the blood pressure and prevented remodeling of the aorta in L-NAME-induced hypertensive rats. 2015 Nov. Iran J Basic Med Sci.(11):1143-6. Nasiri Z. et al.
53. Hypotensive mechanism of the extracts and artemetin isolated from Achillea millefolium L. (Asteraceae) in rats. 2011 Jul. Phytomedicine.18(10):819-25. de Souza P. et al.
54. Antihypertensive effect of total flavone extracts from Puerariae Radix. 2011 Jan. J Ethnopharmacol. 133(1):177-83. Cai R.L.et al.

第五章 治本之道與天行健君子以自強不息

1. Cardiac inotropes: current agents and future directions, 2011 Aug, Eur Heart J, 32(15):1838-45, Hasenfuss G. et al.
2. Enhanced basal contractility but reduced excitation-contraction coupling efficiency and beta-adrenergic reserve of hearts with increased Cav1.2 activity, 2010 Aug, Am J Physiol Heart Circ Physiol, 299(2):H519-28, Tang M. et al.
3. New therapeutic targets for the development of positive inotropic agents, 2011 Nov, Discov Med, 12(66):381-92, Tamargo J. et al.
4. Active ingredients in Chinese medicines promoting blood circulation as Na+/K+ -ATPase inhibitors, 2011 Feb, Acta Pharmacol Sin, 32(2):141-51, Chen R.J. et al.
5. Resistance training improves vasoreactivity in end-stage heart failure patients on inotropic support, 2011 May-Jun,J Cardiovasc Nurs, 26(3):218-23, Dean A.S. et al.
6. 孟子思想研究論集, 1982, 黎明文化事業公司, 吳康 等著
7. Linear coupling between cerebral blood flow and oxygen consumption in activated human cortex, 1999 Aug, Proc Natl Acad Sci U S A, 3;96(16):9403-8, Hoge R.D. et al.
8. Oxygen and glucose consumption related to Na+-K+ transport in canine brain, 1981 Nov-Dec, Stroke, 12(6):726-30, Astrup J. et al.
9. 道德經解讀本, 2010, 中華書局, 開泰 主編
10. Differential expression of oxidized/native lipoprotein(a) and plasminogen in human carotid and cerebral artery plaques, 2011 Apr, Atherosclerosis, 215(2):392-8, Umahara T. et al.
11. A robust rabbit model of human atherosclerosis and atherothrombosis, 2009 May, J Lipid Res, 50(5):787-97, Phinikaridou A. et al.
12. Aspirin failure in patients presenting with acute cerebrovascular ischaemia, 2011 Aug, Thromb Haemost, 106(2):240-7, Halawani S.H. et al.
13. Yesterday's ethics in contemporary medicine - is it still of concern? , 2011, Prague Med Rep, 112(3):159-67, Steger F. et al.
14. 周易, 2011, 中華（香港）出版社, 鍾芒 編著

國家圖書館出版品預行編目 (CIP) 資料

缺氧型高血壓 - 高血壓革命：只用降壓藥，找死！/ 陳志
明 著 . -- 初版 . -- 臺北市：顯微鏡文化，2016.08
　面；　公分 . --（醫學革命系列）

ISBN 978-986-88243-3-1（平裝）

1. 高血壓　2. 高血壓治療劑

415.382　　　　　　　　　　　　　　　105015614

醫學革命系列

缺氧型高血壓－高血壓革命：只用降壓藥，找死！

作　　　者／陳志明

編　　　輯／熊盼盼

封面設計／熊柔柔

美術編輯／陳昱君

校　　　稿／陳麗卿

出 版 者／顯微鏡文化事業出版社

地　　　址／台北市中山區復興北路 168 號 11 樓

　　　　　　TEL：0908-898-675

作者網址／ www.dr-balance.org.tw

讀者服務／ dr.balance123@gmail.com

印　　　刷／博客斯彩藝有限公司

代理經銷／白象文化事業有限公司

地　　　址／ 402 台中市東區和平街 228 巷 44 號

　　　　　　TEL：04-2220-8589

　　　　　　FAX：04-2220-8505

出版日期／ 2016 年 8 月 初版

　　　　　　2018 年 5 月 3 刷，2021 年 10 月 5 刷

定　　　價／ 250 元

Hypoxia : The Root of Hypertension

ISBN 978-986-88243-3-1

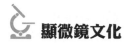 **顯微鏡文化**

104 台北市中山區復興北路 168 號 11 樓

顯微鏡文化事業出版社　收

請沿線對折

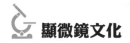 **顯微鏡文化**

書名：**缺氧型高血壓－高血壓革命：只用降壓藥，找死**

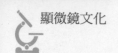
顯微鏡文化

認識缺氧觀念後的給氧活動

謝謝您購買或閱讀這醫學革命系列的叢書！為了推廣正確的健康及醫學新觀念，我們特別邀請陳志明博士的研究室及相關公司一起舉辦『為缺氧尋根+氧活動』。

*凡以LINE或微信(wechat)加入成為本出版社會員，並填寫以下缺氧檢測表，拍照傳回本公司，除了將請作者陳博士研究室專人計算並回復您的缺氧狀態之外，並將致贈書內GRY配方的體驗禮一份**！

會員還將可獲得免費參加本書作者陳志明博士舉辦的系列演講活動(我們將另外寄送邀請卡給您)。

LINE

微信WeChat

博士研究室官網

博士FB粉絲團

姓名：_____ 性別： 男　　女

生日：西元 _____ 年 _____ 月 _____ 日

聯絡電話：_____

Line 號 _____ 或微信號 _____

或 E-mail:_____

問題及建議：

_____

_____

_____

有無	症狀	有無	症狀	有無	症狀
	晨起後，感覺精神無力		容易感冒		食慾變差
	整天感覺疲倦、無力		容易發燒		晚上睡不好或失眠
	臉色不好		容易過敏		容易口腔潰爛
	記憶力變差、易健忘		腰部痠痛或不適		容易喉嚨發炎
	身體沒有理由的發胖		傷口不易癒合		牙齦容易出血
	容易抽筋、肌肉痙攣		反應變差、不靈活		容易感染皮膚病
	手指顫抖		注意力及思維降低		患高血壓或低血壓
	容易被蟲咬		工作能力下降力不從心		患便秘
	容易頭癢、頭皮屑多		情緒不穩、易生氣煩躁		患胃病或胃潰瘍
	突然愛甜食肉食或飲料		容易心慌、胸悶		患老年失智症

1. ** 本體驗禮是由陳博士技術授權的相關廠商所提供1000份 (袋)產品，當贈品發送超過後，廠商有權自主決定是否追加贈品。另外贈品可能限於重量等因素，廠商可能視狀況酌加收取小額 (<30NT)的運費。
2. 本活動為非醫療性的活動，交流數據及資料均屬作者與讀者之間的溝通使用，並不代表任何醫療行為及相關法令的約制。
3. 本活動及會員如加入則代表同意其所透露之資料給予參與活動的單位 (出版社、作者、及提供贈品廠商)使用，但知悉者必須保護參與者的個人資訊，不得再轉介洩漏。